JN218921

# よくわかる
# じん肺健康診断

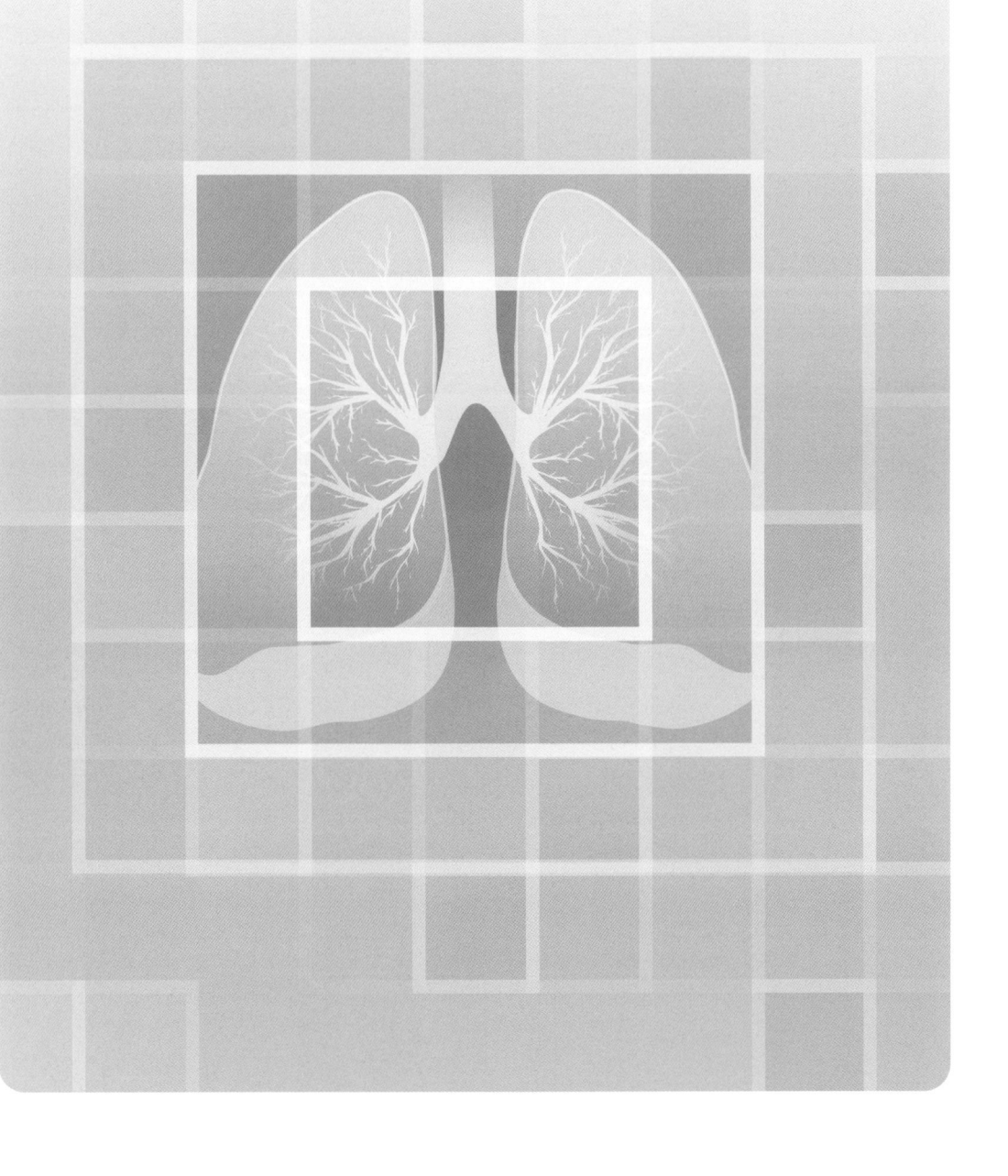

# 本書を推す

　じん肺は、わが国における典型的な職業病の一つとして、その治療や予防策に多大な努力が払われてきました。戦前の「富国強兵」に伴う「殖産興業」の推進という文脈のもと、従来からの金属鉱山、窯業従事者に加え、国が鉱業政策の一環として石炭産業にも乗り出し、炭鉱労働者の間で"よろけ"と俗称された「じん肺」が多発したことで、この問題が一気にクローズアップされました。その後の戦後復興期、近代工業化社会を通じてじん肺対策は労働衛生上の一つの大きな課題としてあり続け、臨床における早期診断技術の向上や基礎研究に基づく予防法の進展、労災補償制度の充実等、官学を挙げての取組みがなされてきました。

　では、現在のじん肺をめぐる状況はどのようになっているのでしょうか。一部にじん肺は"過去の疾病"という誤解も未だにありますが、けっしてそのようなことはありません。冒頭で述べたように、じん肺＝炭鉱労働者というイメージが強く残っていますが、実際にはガラス、製鉄、金属、電気機械、建設等々といった広範な分野でじん肺が問題となっており、近年では歯科技工士のじん肺なども報告されています。数字で見ると、じん肺の有所見者数は減ってきてはいるものの、粉じん作業従事労働者の数については、予防的見地から粉じん作業の範囲が拡大されたこともあり、平成12年を境に一転上昇に転じ、平成26年では50万人を超え、平成元年前後の水準に戻っています。

　このことはいったい何を意味するのでしょうか。すなわち、現在でも粉じん発生職場は少なくなく、産業医がじん肺健診結果の判断をしないといけない機会に遭遇する確率は必ずしも低くはないということです。その一方で、じん肺について勉強しようと思ったときに、現在、参考になる図書が市販されていないという現状もあります。

　こうした状況に鑑み編まれたのが本書です。編集委員及び執筆陣は、長年にわたりじん肺の臨床・研究に尽力され、多くの成果を蓄積してこられた労災病院じん肺研究グループの先生方です。

　本書にその最新の成果が盛り込まれていることは言うまでもありませんが、本書の最大の特徴は、じん肺健康診断を軸に、管理区分の判定や健康診断手帳の交付について、現場実務を意識した平易な解説と手続きに係る解説がなされていることです。例えば「じん肺健康診断結果証明書」については、記載箇所ごとに分け、具体的な記載の仕方が丁寧に解説されています。この証明書のほかにも、じん肺については管理区分決定のための申請書ほか、労働局へ提出する

様式等が複数あり、それらが本文の解説のみならず電子データとしてCDに収録されていることも、多忙な産業医には嬉しい配慮でしょう。さらにCDには、厚生労働省の電子媒体版『じん肺標準エックス線写真集』の抜粋や、労災病院じん肺研究グループにより蓄積された、貴重な職業別じん肺症例写真のデータが収められており、現在の医学教育の中で目にすることが必ずしも多いとは言えないじん肺のレントゲン写真を、机上で見て学ぶことができるという点にも非常に大きな意義があると思われます。

　じん肺に関わる最新知見の習得、及びじん肺に関連する実務を行う格好の手引書として、呼吸器科の医師に加え、産業医、健診に従事する医師に特にお読みいただきたく本書を推薦いたします。

　　平成29年3月

産業医科大学

学長　東　敏昭

# はじめに

　わが国ではじん肺の有所見者数は年々減少しているものの、粉じん作業に従事する労働者数はここ10年以上増加傾向となっており、そのため多くの産業医の先生方がじん肺健康診断に関与される状況となっています。

　じん肺の解説書については、平成20年に産業医学振興財団より『産業保健ハンドブックⅣ　じん肺－臨床・予防管理・補償のすべて－』(第2版)が発行されましたが、その後、肺機能検査異常の判定基準が日本人のデーターを元に改訂されるなど、じん肺の認定基準がいくつか変更されています。これに伴い平成23年に同ハンドブックの追録版が作成されましたが、今度は同年に厚生労働省より「じん肺標準エックス線写真集」電子媒体版が公表されています。そのため、これらの変更点を網羅しつつ、じん肺の基礎と、診療や健康診断の実際を解説する本の要望が高まっておりました。

　今回、じん肺の診療や健康診断に実際に関わっている専門の先生方に執筆をお願いし、じん肺健康診断のバイブルである労働省安全衛生部労働衛生課編『じん肺診査ハンドブック』(1987年改訂第4版、現在絶版)の内容を基礎に、じん肺に関わる先生方の簡便なhow to本になるものを目指して本書を編みました。本書の大きな特徴は、「じん肺法」、「じん肺法施行規則」に則りつつ、「じん肺健康診断とじん肺健康診断結果証明書の書き方」に重点を置いて編集している点です。また同時に、検査法の進歩などで現在の実臨床に合わない部分や、現場で疑問に感じるような項目やわかりづらい項目については、一部記載方法を追加・改変し、平易に解説するよう努めました。さらに関連する事項等について"Notes"として囲み形式で解説を加えるなど、より実地に即したものとしました。

　また、巻末にはCD-ROMを付し、①上述の「じん肺標準エックス線写真集」電子媒体版(抜粋)と ②職業別じん肺症例を本書での解説の参考として収録し、さらに③じん肺に関する勉強会等にお使いいただけるじん肺に関する説明スライド、④入力して打ち出し、すぐに使える労働局への提出書類を収録しましたので、実務等にご活用ください。

　本書がじん肺に関わる先生方の診療や健康診断、書類の作成、労働局への申請など、現場での実務の一助になれば幸いです。

平成29年3月

編集委員一同

# よくわかる じん肺健康診断

## ━━ 目 次 ━━

## 付録CD-ROM収録内容

### 1　じん肺標準エックス線写真

（厚生労働省　『じん肺標準エックス線写真集 電子媒体版』より抜粋）

### 2　職業別じん肺症例

（労災疾病等13分野医学研究・開発、普及事業 分野名「粉じん等による呼吸器疾患」『画像で見る今日の職業別じん肺症例選集』より抜粋）

### 3　参考スライド

1.　じん肺の疫学
2.　じん肺の労災補償
3.　じん肺関係法令の解説
4.　非石綿職業性呼吸器疾患

### 4　労働局への提出書類

1.　エックス線写真等の提出書（様式第2号）
2.　じん肺健康診断結果証明書（様式第3号）
3.　じん肺管理区分決定申請書（様式第6号）
4.　在職証明書（任意書式）
5.　粉じん作業従事歴申立書（任意書式）
6.　従事歴申告書（健康管理手帳交付申請書添付用）（様式第1号）
7.　従事歴証明書（事業者記載用、石綿以外）（様式第2号）
8.　従事歴申立書（本人記載用、石綿以外）（様式第4号）
9.　従事歴証明書（同僚記載用、石綿以外）（様式第6号）
10. 健康管理手帳交付申請書（様式第7号）
11. CR撮像表示条件確認表（別紙）
12. DR（FPD）撮像表示条件確認表（別紙）

# I じん肺の定義・歴史・法令

## 1 じん肺の定義

　じん肺は最初に1867年ZenkerによりPneumoconiosisという言葉が提唱され、「粉じんを吸入することによって起こる肺の病変」とされた[1]。その後の選択的気管支肺胞造影（SAB；selective alveolo-bronchography）をはじめとするじん肺の研究により、気道病変や肺胞の病変も含まれることが明らかになり、昭和52（1977）年に改正されたじん肺法の第2条で、「粉じんを吸入することによって肺に生じた線維増殖性変化を主体とする疾病をいう」と、やや拡大して定義された。また、この定義では、有機粉じんによる肺病変を否定していない。

## 2 じん肺の種類

　じん肺は、粉じんの種類による分類と作業別による分類とがある。ここでは主なじん肺の種類について説明する。

### 1 けい肺　Silicosis

遊離珪酸（シリカ）を吸入することによる肺の病変は3つに分類される。

**❶ 急性けい肺症　Acute silicosis　または　シリカ蛋白症　Silicoproteinosis**
短期間に高濃度の遊離珪酸を吸入することで発症する肺胞蛋白症に似た病態である。

**❷ 急進けい肺　Accelerated silicosis**
　高濃度の遊離珪酸を含む粉じんを吸入することにより5年から10年の短期間でけい肺を発症する病態をいう。

**❸ 慢性けい肺症　Chronic silicosis**
　濃度の高い遊離珪酸を含む粉じんを吸入することにより、粉じんばく露からおよそ10年以降に発症するけい肺である。
ア）単純型けい肺症：遊離珪酸の吸入により形成されたけい肺結節と呼ばれる硝子化した膠原線

維からなる結節が上肺野背側を中心に多数みられるけい肺症。

**イ）複合型けい肺症**：けい肺結節が増大または癒合してできる進行性線維化塊状巣（PMF;progressive massive fibrosis）にいたる、それらを併せ持つけい肺症。

## 2 混合粉じん性じん肺　MDP; Mixed dust pneumoconiosis

低濃度の遊離珪酸と線維形成性が弱い珪酸塩などを含む粉じんの混合物を吸入してできるじん肺で、斑、結節、PMFを形成する。けい肺結節の球形に対して、MDPの結節は星芒状を示す。

## 3 石綿肺　Asbestosis

珪酸塩の一つである石綿を吸入して起こるじん肺であり、職業的に大量の吸入歴で発症する。病変の陰影はけい肺と異なり、下肺野から上肺野へと進展する。特発性肺線維症（IPF；Idiopathic pulmonary fibrosis）と似た画像を呈するが、胸膜直下の線状陰影（subpleural curvilinear shadow）や胸膜直下の粒状影（subpleural dots）が多い点が異なる。

## 4 溶接工肺　Welder's pneumoconiosis

溶接の際に発生するヒューム（主たる成分は酸化鉄）を吸入することによって発症する。通常のけい肺とは異なり、明瞭な結節形成を示さず、多くは粉じんの沈着と弱い線維化傾向を示すのみである。また、粉じんばく露を中止すると胸部エックス線写真所見が改善する唯一の例外的なじん肺である。

ただし、本症を呈する作業内容の特殊性から、酸化鉄に加えて他の金属粉じんや石綿などのばく露を受けている可能性も高く、石綿関連疾患といわれる肺がん、中皮腫、石綿肺の合併にも注意する必要がある。

## 5 その他

ベリリウム肺、超硬合金肺、アルミニウム肺などが知られる。ベリリウムは免疫反応を介してサルコイドーシスに似た肉芽腫を形成する。超硬合金に含まれるコバルトは、過敏性肺炎や線維化を発生する。

じん肺の原因となる無機粉じん、起因物質、発生職場を個別に示した分類を表1に示す。

表1　じん肺の種類、起因物質、発生職場

| じん肺の種類 | 起因物質 | 発生職場 |
|---|---|---|
| けい肺 | 遊離珪酸(シリカ) | 採石業, 採鉱業, 窯業, 鋳物業, 金属製錬業, セメント製造業, 船舶製造業, 珪酸化学工業, 他 |
| 石綿肺 | 石綿(アスベスト), クリソタイル, クロシドライト, アモサイト | 石綿加工業, 石綿セメント製造業, 断熱性石綿製品, ブレーキライニング製造等, その他石綿製品取扱作業 |
| 滑石肺 | 滑石(タルク) | 滑石粉砕作業, ゴム工場等 |
| 蝋石肺 | 蝋石 | ガラス溶融用坩堝製造 |
| 珪藻土肺 | 珪藻土 | 珪藻土採掘, 粉砕作業等 |
| 陶土肺 | カオリナイト(クレー) | 乾燥カオリンの粉砕, 袋詰め作業等(陶磁器用, 製紙コーティング) |
| アルミニウム肺 | アルミニウム | アルミニウム粉末製造業(塗料原料)等 |
| アルミナ肺 | アルミナ(酸化アルミニウム) | アルミニウム再生工場(溶滓の粉砕, 節別作業)等 |
| ボーキサイト肺 | 酸化アルミニウムと珪酸 | ボーキサイト精錬作業 |
| 溶接工肺 | 酸化鉄と珪酸 | 電気溶接作業, ガス切断等 |
| 硫化鉱肺 | 硫化(鉄)鉱と珪酸 | 硫化鉱採鉱作業, 硫酸工場原料粉砕作業 |
| 硫化焼鉱肺 | 硫化鉱の焼滓 | 硫酸工場焼鉱取扱作業 |
| 黒鉛肺 | 黒鉛 | 黒鉛精錬工場, 電極工場 |
| 炭素肺 | カーボンブラック(無晶型炭素) | 製墨工場, カーボンブラック工場 |
| 活性炭肺 | 活性炭 | 活性炭製造工場 |
| 炭肺 | 炭粉, 石炭粉 | 木炭, 石炭の粉砕作業(練炭製造等) |
| 炭坑夫肺 | 石炭粉じんと珪酸 | 炭坑の採炭, 掘進, 支柱作業等 |
| ベリリウム肺 | ベリリウム | ベリリウム化合物, ベリリウム精錬, 航空機製造工程, 原子炉等 |

(城戸優光.「粉じんとじん肺」.『じん肺ハンドブック』第2版 p20より、一部改変)

## 3　じん肺の歴史

　結晶性遊離珪酸（シリカ）の吸入により肺に疾患が起こることは5,000年前から知られ、日本でも"よろけ"などと呼ばれ知られていた[2]。

　Pneumoconiosis（じん肺）の名称は1867年 Zenker FA. により初めて用いられ、文字どおり"肺の中の粉じん"の意味であった。その後、けい肺（Silicosis）という名称は1870年に Visconti A. によって用いられ、一般に知られるようになったのは、レントゲン写真が普及した20世紀になってからである[3]。

　胸部レントゲン写真の普及により、けい肺結節が粒状影として観察できるようになり（単純型けい肺症）、遊離珪酸ばく露の期間と量が増えるに従って陰影は増え、やがて大陰影（複合型けい肺症）になることが明らかになった。その一方で、遊離珪酸の大量ばく露により急速に進行して、肺胞蛋白症と類似の病理所見を有する"急性けい肺"もあることがわかった。それと同時に、ばく露量を減少させる予防策を講じることで、けい肺の発生や進行を予防できることが示され、作業場所のばく露限界値の設定がなされるようになった。

　1950年代前半まではけい肺中心の研究が進められてきたが、その後、すべての粉じんが有害であることと、肺の線維化は粉じんの生物的作用の強さとばく露量および肺内での滞留度によって決まることが明らかになり、種々の粉じんのばく露によりみられるじん肺変化は、けい肺と他のじん肺の区別ができないため、一般に"じん肺"という用語がけい肺を含めて用いられるようになった。

　法律上でも、昭和22（1947）年の労働基準法施行規則では、"じん肺"が用いられ、労災補償も、昭和35（1960）年のじん肺法と労災保険法の改正により、"けい肺"に限られていた補償を、鉱物性粉じん全般による"じん肺"患者が受けられるようになった。また、昭和52（1977）年に改正されたじん肺法では、"粉じんを吸入することによって肺に生じた線維増殖性変化を主体とする疾病"（第2条）と定義し、有機粉じんによるじん肺性病変を除外はしていない。

## 4　じん肺の合併症の歴史

　肺結核はじん肺に高頻度に合併し、いずれの疾患も不治であったため、じん肺そのものと同等に扱われてきた。その後、結核治療薬にて治癒が期待できるようになり、昭和52（1977）年の改正じん肺法により、じん肺合併症の1つとなった。その際に、結核性胸膜炎、続発性気管支炎、続発性気管支拡張症、続発性気胸もじん肺合併症とされた。

　肺がんについては、平成14（2002）年の通達「じん肺有所見者に発生した肺がんの労災補償上の取扱いについて」で、管理区分3と4の者の原発性肺がんを業務上疾病とし、さらに同年の「肺がんを併発するじん肺の健康管理等に関する検討会」で、じん肺患者すべて（管理2〜管理4）の肺がんを業務上疾病とする、すなわち"じん肺に併発する肺がんをじん肺法に規定する「合併

症」とする”という提言がなされた。これを受け平成15（2003）年からはじん肺に併発する肺がんもじん肺の合併症となり、現在では6疾患がじん肺の合併症と定められている。また、同年のじん肺法の一部改正により、管理2の者も年に1回肺がんに関する検査を行うこととなり、同時に労働安全衛生規則の一部改正により、健康管理手帳を管理3だけでなく管理2の者にも交付し、禁煙教育も徹底することとなった。

## 5 じん肺の現状

### 1 じん肺健康診断実施結果の推移

世界的な人口の増加、さらに新興国の発展に伴うエネルギー需要により、石炭や鉱物資源の需要および産出が増えている（図1,2）。法律が整備された世界の国々でも新規けい肺症例や死亡例がいまだに報告されている[4-6]。これらの事情から、じん肺患者数が世界的に増加していることが推察される。

**図1 世界の主な石炭産出国** （International Energy Agency；IEA coal information 2014）

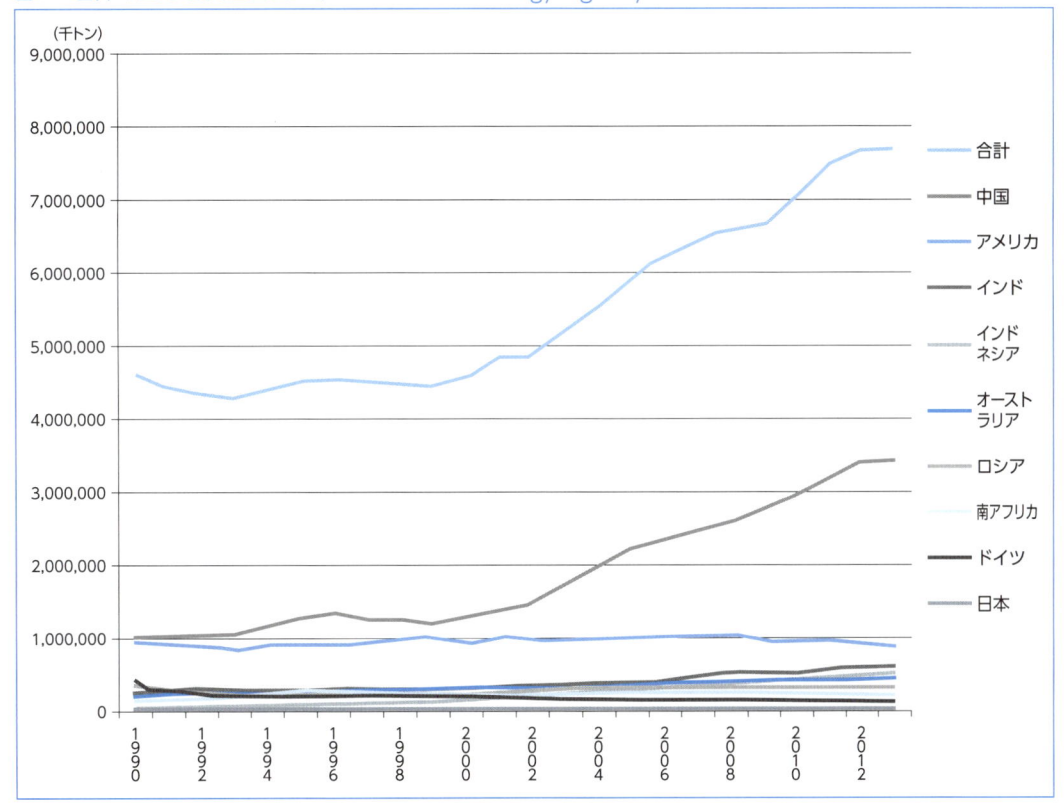

1990年から2012年までの世界での石炭産出国上位9か国の産出量を示す。中国、アメリカが多く、特に2000年から中国での産出量が顕著に増加していることがわかる。

図2　アメリカ、中国を除く石炭産出国（IEA coal information 2014）

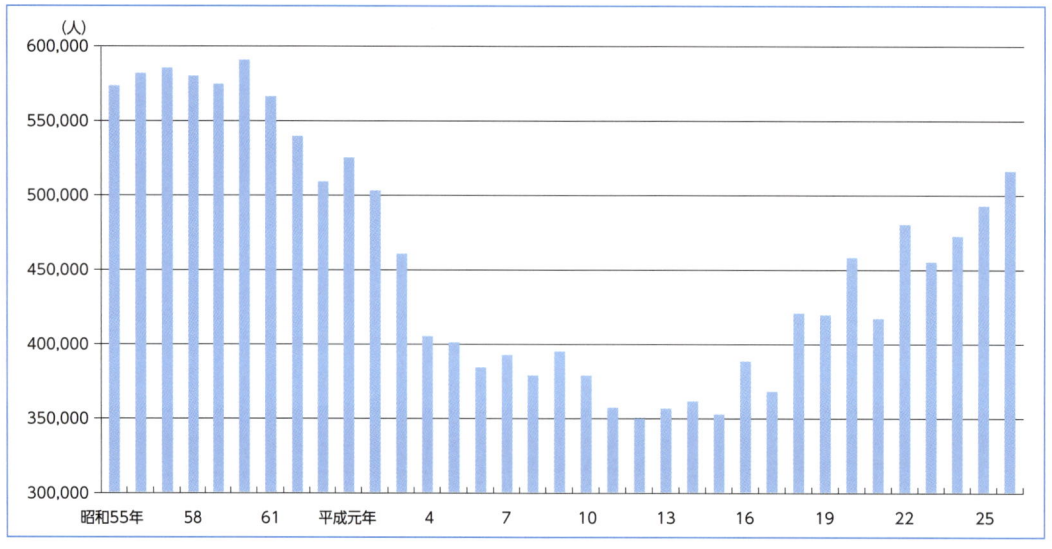

ドイツを除く6か国ではいずれも1990年から石炭産出量が増加している。

　わが国では、一度減少がみられた粉じん作業労働者数は平成16（2004）年以降再び増加し、じん肺健康診断受診労働者の数も増加してきている（図3,4）ものの、じん肺の有所見率は減少してきている（図5）。平成18（2006）年の時点で2.6％と高い基準を示していたが、平成26（2014）年には0.9％と徐々に低下してきている。しかしながら、粉じん作業労働者の1％前後が発症していることになり、引き続きじん肺が発生しないよう更なる予防に努める必要がある。

図3　粉じん作業労働者数の年次推移（昭和55年〜平成26年）

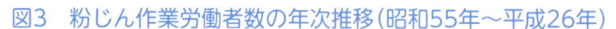

昭和55（1980）年から平成26（2014）年までの粉じん作業従事労働者数を示す。57万人前後から徐々に減少したが、平成12（2000）年を境に再び増加傾向にあり、平成26年では52万人になっている（『労働衛生のしおり』より作成）。

**図4 じん肺健康診断受診者数と受診率の推移（昭和55年～平成26年）**

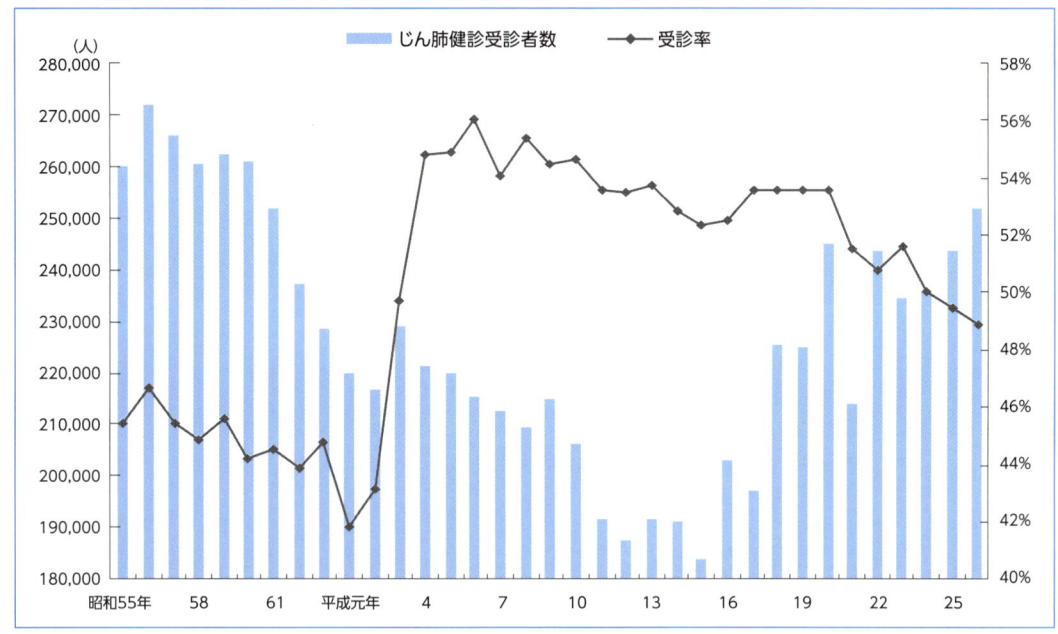

昭和55（1980）年から平成26（2014）年までのじん肺健康診断の受診者数と受診率を示す。25.9万人（45.4%）から徐々に減少したが、平成12（2000）年を境に再び増加傾向にあり、平成26（2014）年では25.2万人（48.9%）になっている（『労働衛生のしおり』より作成）。

**図5 じん肺の有所見者数と有所見率の推移（昭和40年～平成26年）**

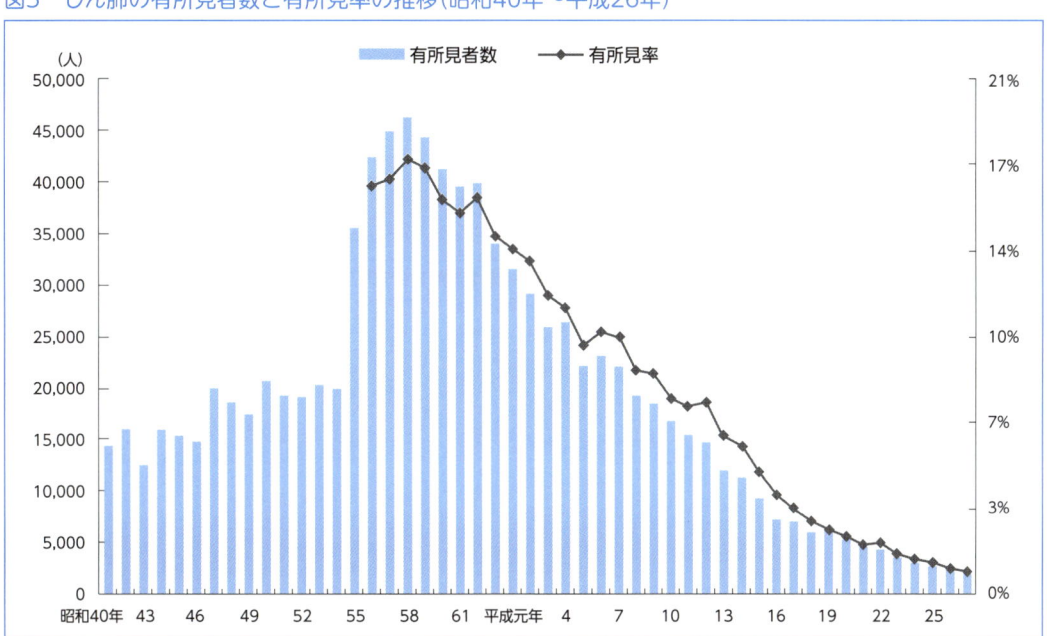

じん肺の有所見者数と有所見率の年次推移を示す。有所見者数が昭和56（1981）年では42,378人（16.3%）であったが、平成26（2014）年には2,225人（0.9%）に減少している。じん肺の有所見者数の減少は、新規有所見者数の減少と離職者数の増加による（『労働衛生のしおり』より作成）。

## 2　随時申請によるじん肺管理区分決定状況からみた現状

　じん肺全体の状況を明らかにするために、粉じん職場から退職した労働者の随時申請による統計を図6に示す。昭和55（1980）年には、管理2、管理3、管理4がそれぞれ1,369人、1,677人、1,014人いたが、平成26（2014）年には、394人、212人、140人に減少している。

図6　随時申請によるじん肺管理区分決定状況の推移（昭和55年〜平成26年、『労働衛生のしおり』より作成）

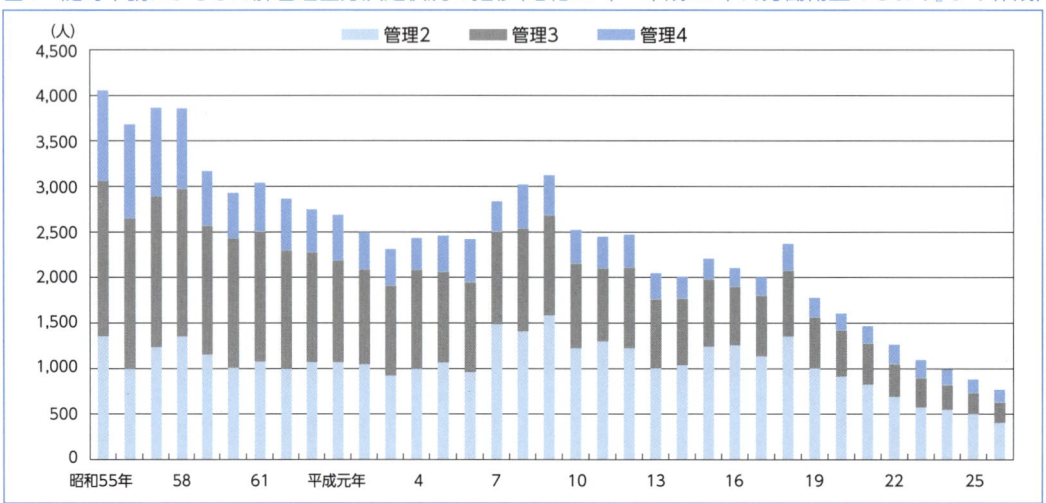

## 3　年別業務上疾病者数の推移

　業務上疾病者数を年別に見ると、平成21（2009）年までは「負傷に起因する疾病」に次いで「じん肺」が2番目に多い業務上疾病であったが、平成22（2010）年を境に低下し、平成26（2014）年には4番目になった（図7）。

図7　年別　業務上疾病者数

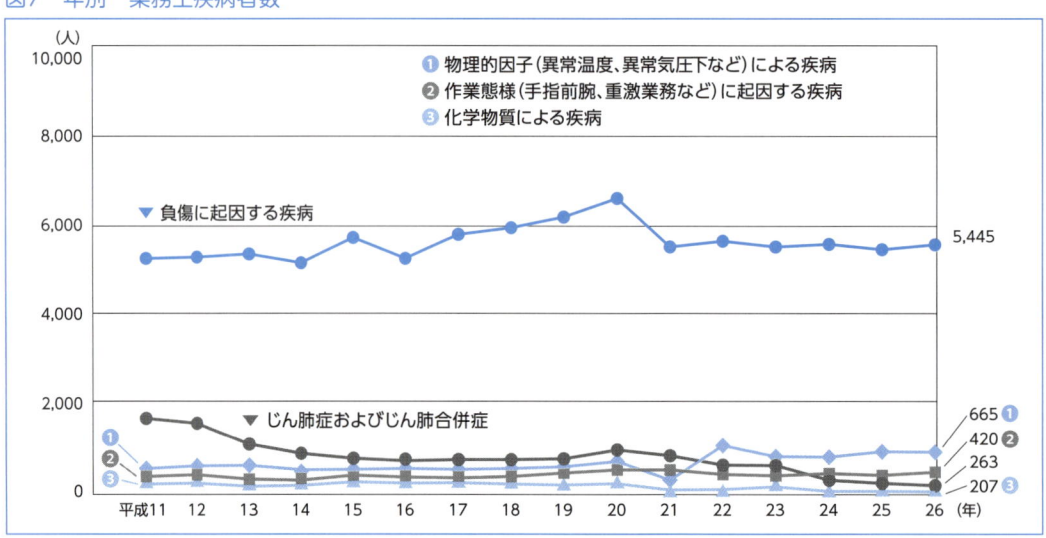

資料：厚生労働省「業務上疾病調」

### 4 じん肺の労災認定の状況

　じん肺合併症では、以前猛威をふるっていた肺結核が減少し、他の合併症と同等の頻度に減少している。続発性気管支炎の新規の認定件数は一時的に増加したものの、現在は右肩下がりに減少している（図8）。

図8　じん肺の新規労災認定患者数の推移（1993年〜2015年）

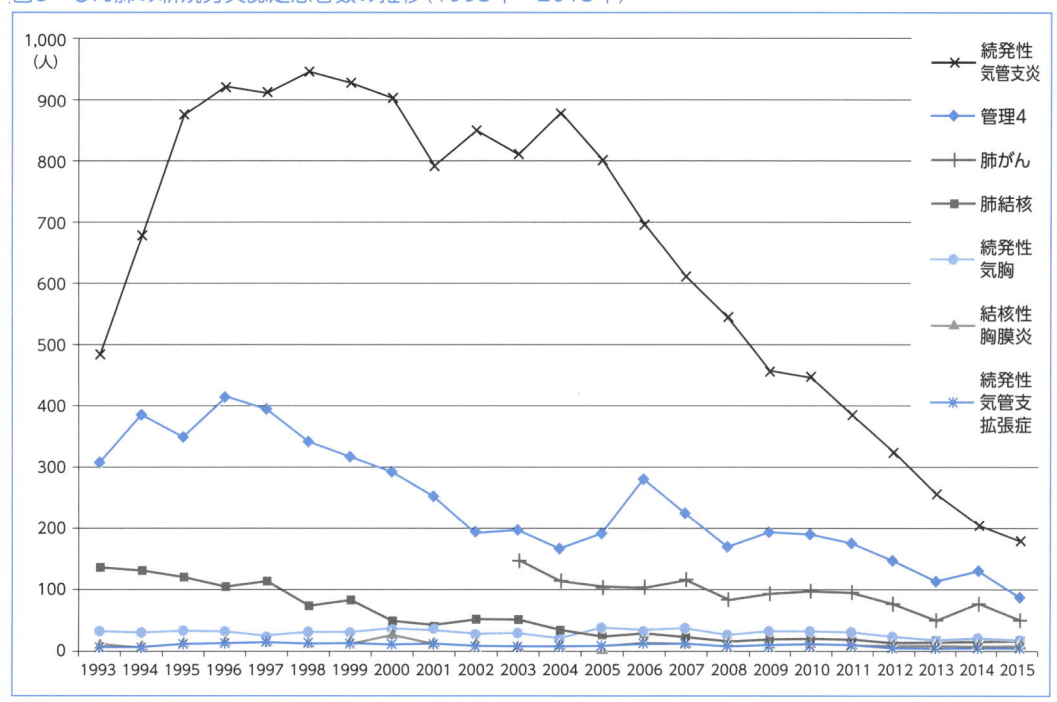

### 6 じん肺に関わる主な法令について

　労働衛生全般に対する法令として、労働安全衛生法（昭和47年法律第57条）が制定されており、職場における労働者の安全と健康を確保するとともに、快適な職場環境の形成を促進することを目的としている。

　労働安全衛生法（以下、安衛法）には、これらの目的を達成するために事業者や労働者等が講ずべき措置・対策等が定められているが、具体的な内容については、内閣が制定する労働安全衛生法施行令や厚生労働省が制定する労働安全衛生規則（以下、安衛則）、粉じん障害防止規則（以下、粉じん則）等の厚生労働省令において定められている。

　また、健康障害の防止や労働者の健康保持増進のために必要な措置や対策等は、このほかにも作業環境測定法やじん肺法等の法律や、これに関連する政省令等で示されている。

図9　じん肺に関わる主な法令

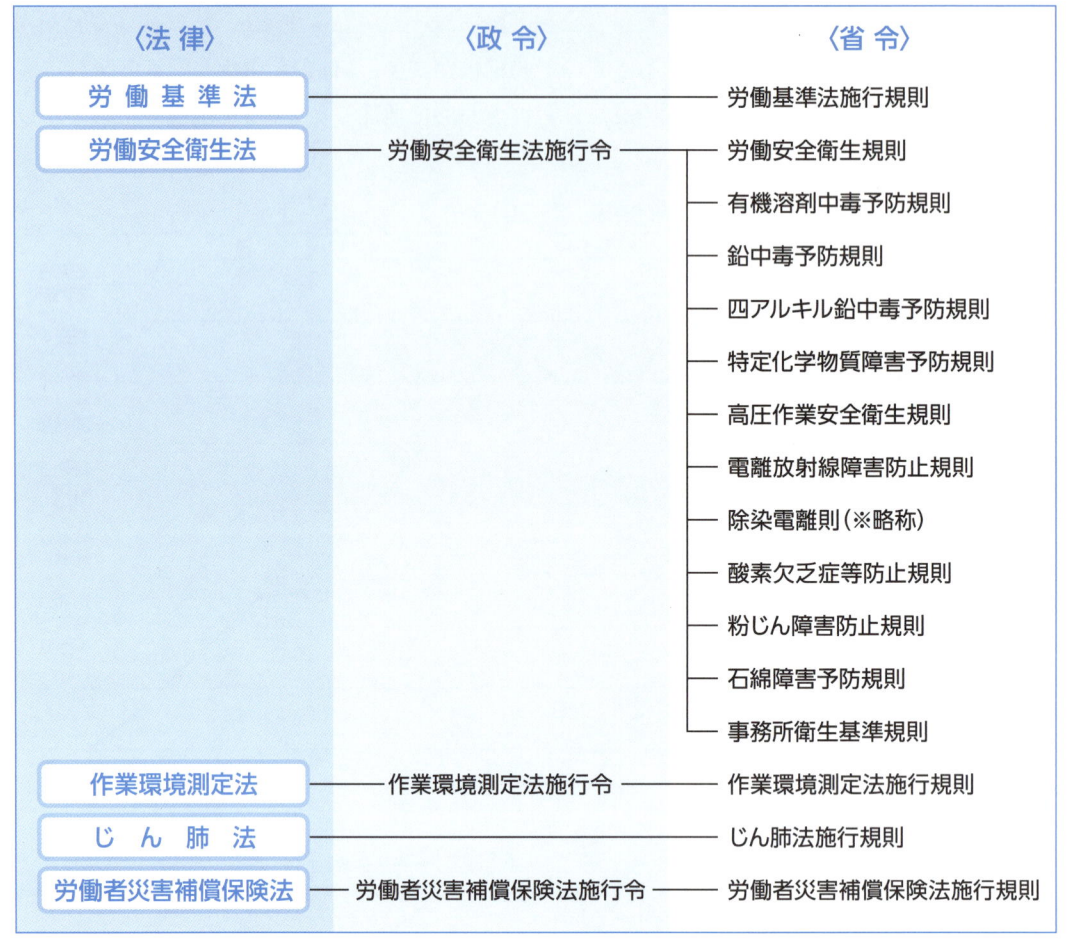

| 〈法　律〉 | 〈政　令〉 | 〈省　令〉 |
|---|---|---|
| 労働基準法 | | 労働基準法施行規則 |
| 労働安全衛生法 | 労働安全衛生法施行令 | 労働安全衛生規則 |
| | | 有機溶剤中毒予防規則 |
| | | 鉛中毒予防規則 |
| | | 四アルキル鉛中毒予防規則 |
| | | 特定化学物質障害予防規則 |
| | | 高圧作業安全衛生規則 |
| | | 電離放射線障害防止規則 |
| | | 除染電離則（※略称） |
| | | 酸素欠乏症等防止規則 |
| | | 粉じん障害防止規則 |
| | | 石綿障害予防規則 |
| | | 事務所衛生基準規則 |
| 作業環境測定法 | 作業環境測定法施行令 | 作業環境測定法施行規則 |
| じん肺法 | | じん肺法施行規則 |
| 労働者災害補償保険法 | 労働者災害補償保険法施行令 | 労働者災害補償保険法施行規則 |

※ 除染電離則：東日本大震災により生じた放射性物質により汚染された土壌等を除染するための業務等に係る電離放射線障害防止規則

　上記のほか、これらの法令に基づき、より詳細な内容を規定した行政の各部局ごとに発出される通達（法令の解釈、行政指導、指針ほか）がある。通達にはいわゆる法的な拘束力はないが、行政が示す当該事項における具体的な解釈として、産業現場ではこれに即した安全衛生活動が行われている。

　下記にじん肺に関する主要な規定をあげる。

## 1 粉じんばく露の防止に関する規定

　安衛法第22条第1号で粉じんによる健康障害を防止するため必要な措置を講じなければならないと定めている。具体的な措置に関する規定は、粉じん則にて、対象となる粉じん作業を定め、粉じん発生源に係る措置、局所排気装置等の設備の基準・性能・管理、粉じん作業労働者に対する特別教育、保護具等について、詳細に定められている。

　一定の有害な業務を行う作業場では、必要な作業環境測定を行い、その結果を記録しておく

ことが義務付けられている（安衛法第65条第1項、粉じん則第26条）。

なお、粉じん則が定める粉じん作業には石綿に係る作業は含まれておらず、石綿関連疾患の予防のための措置に関する規定は石綿障害予防規則に定められている。

○ 安 衛 法　http://law.e-gov.go.jp/htmldata/S47/S47HO057.html
○ 粉じん則　http://law.e-gov.go.jp/htmldata/S54/S54F04101000018.html

## 2 じん肺の健康管理に関する規定（本書第Ⅱ章、第Ⅲ章、第Ⅳ章）

じん肺法により、常時粉じん作業に従事する労働者と過去に常時粉じん作業に従事する労働者であったものに対するじん肺健康診断の実施、じん肺健康診断に基づいたじん肺管理区分の決定、管理区分に応じて事業者が行う粉じんにさらされる程度を低減させるための作業転換等の措置、などが定められている。

安衛法第67条に、離職者に対する健康管理手帳制度が定められている。

## 3 じん肺の療養・労災補償に関する規定（本書第Ⅴ章）

じん肺法第23条にて、じん肺管理区分が管理4と決定された者、および合併症にかかっていると認められる者は、療養を要するものとする、とされている。労働基準法第8章災害補償（第75条～第88条）や労働者災害補償保険法にて、療養補償・休養補償などについて定められている。

○ じん肺法　http://law.e-gov.go.jp/htmldata/S35/S35HO030.html
○ 労働基準法　http://law.e-gov.go.jp/htmldata/S22/S22HO049.html
○ 労働者災害補償保険法　http://law.e-gov.go.jp/htmldata/S22/S22HO050.html

## 4 じん肺健康診断に関する主な通達

じん肺健康診断に関する主な通達には、下記のものがある。なお、通達に関しては法改正や新知見などによる改廃、新規策定がしばしば行われることから、厚生労働省の「法令等データベースサービス」(http://wwwhourei.mhlw.go.jp/hourei/)や、安全衛生情報センターの「法令・通達」情報(https://www.jaish.gr.jp/user/anzen/hor/horei_index.html)にてこまめにチェックすることが望まれる。

❶ じん肺法における肺機能検査及び検査結果の判定等について（平成22年6月28日付け基発0628第6号）
https://www.jaish.gr.jp/anzen/hor/hombun/hor1-51/hor1-51-26-1-0.htm
最新の医学的知見に基づく、じん肺健康診断における肺機能検査および検査結果の判定等について示している。

❷ **じん肺法に基づくじん肺管理区分決定に係る留意事項について** (平成23年1月18日付け事務連絡)

https://www.jaish.gr.jp/anzen/hor/hombun/hor1-52/hor1-52-104-1-0.htm

都道府県労働局から報告された最近の事案および疑義照会等を踏まえて管理区分決定に関する留意事項を示している。

なお、下記❹の発出に伴い、「昭和56年3月30日付け基発第184号別添「じん肺管理区分の決定等に関する事務取扱要領」の2の(4)」を「平成28年3月14日付け基発第0314第4号別添1「じん肺管理区分の決定等に関する事務取扱要領」の第2の2の(4)」に改めること、となっている。

❸ **じん肺法に基づくじん肺管理区分決定に関する事務取扱上の留意事項について** (平成24年1月27日付け基安労発0127第1号)

https://www.jaish.gr.jp/anzen/hor/hombun/hor1-53/hor1-53-83-1-0.htm

都道府県労働局から報告された最近の疑義照会および本省で取り扱った審査請求事案等を踏まえて管理区分決定に関する事務取扱上の留意事項を取りまとめて示している。

なお、下記❹の発出に伴い、「昭和56年3月30日付け基発第184号」を「平成28年3月14日付け基発第0314第4号」に改めること、とされている。

❹ **「じん肺管理区分の決定等に関する事務取扱要領」の改正及び「審査請求に関する事務取扱要領」の制定について** (平成28年3月14日基発0314第4号)

https://www.jaish.gr.jp/anzen/hor/hombun/hor1-57/hor1-57-9-1-0.htm

じん肺法およびじん肺則の改正に伴い、改正された「じん肺管理区分の決定等に関する事務取扱要領」を示し、また、新たに定められた「審査請求に関する事務取扱要領」を示している。

【 参考文献 】

1) Zenker FA. Ueber Staubinhalationskrankheiten der Lungen. Dtsch Arch Klin Med, 2:116, 1867.

2) 労働衛生のしおり(平成27年度版). 中央労働災害防止協会、東京、平成27年8月12日.

3) Silicosis and Asbestosis. A.J. Lanza, ed., Oxford University Press, New York, 1938, p5.

4) 和田 攻. 第Ⅱ章 じん肺の歴史と現状. P3-13. じん肺 第2版. 産業保健ハンドブックⅣ. 産業医学振興財団. 東京、2009.

5) Mazurek JM, Schleiff PL, Wood JM, Hendricks SA, Weston A. Notes from the field:update: Silicosis mortality-United States, 1999-2013. MMWR. 64; 653-654, 2015.

6) Tse LA, Yu ITS, Leung CC, et al. Mortality from non-malignant respiratory diseases among people with silicosis in Hong Kong: exposure- response analyses for exposure to silica dust. Occup Environ Med. 64:87-92, 2007.

# II じん肺健康診断 －じん肺健康診断結果証明書の書き方－

## 1 じん肺健康診断の方法・流れ

じん肺の診断は、じん肺健康診断の流れ（図1）に沿って行う。健康診断の項目は、粉じん作業歴の調査、胸部エックス線直接撮影検査、胸部臨床検査、肺機能検査、合併症に関する検査であり、これらにより合併症の有無およびじん肺管理区分を判定し、じん肺健康診断結果証明書に記載する。

図1　じん肺健康診断の流れ（『じん肺診査ハンドブック』より引用、一部改変）

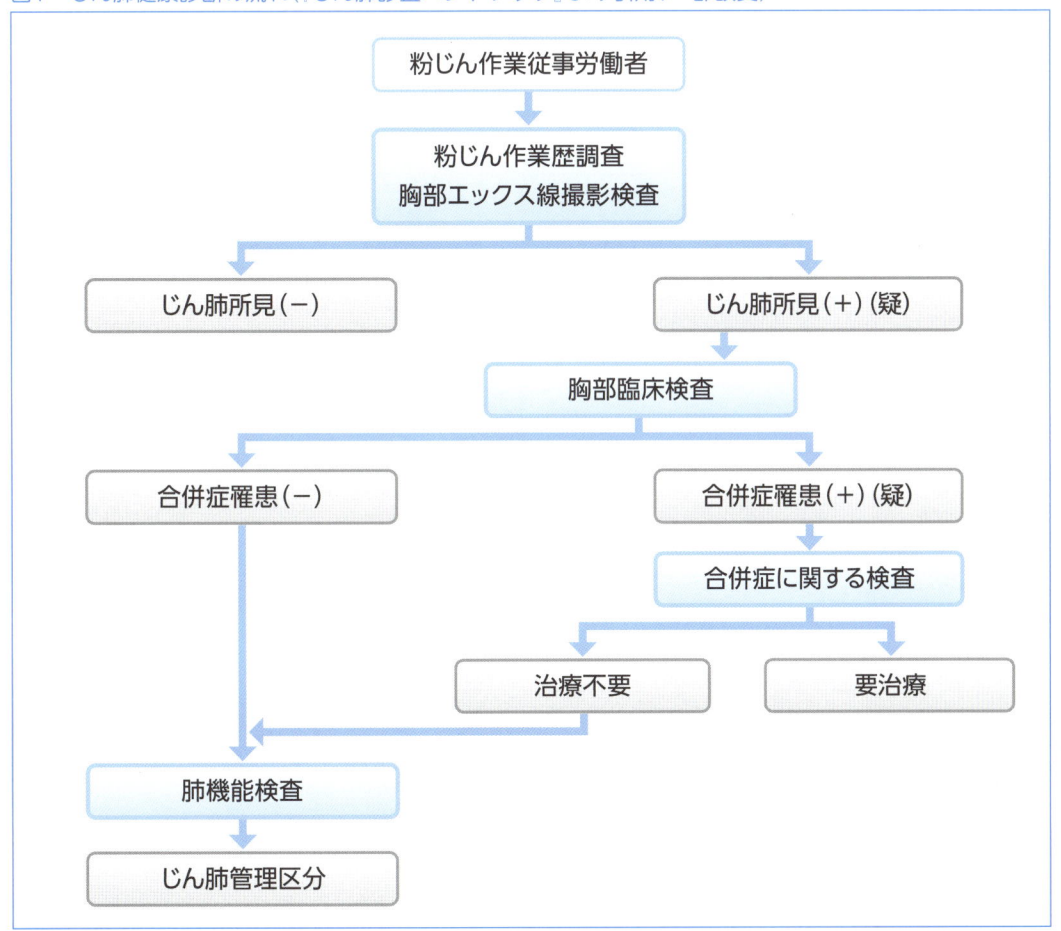

　図2にじん肺健康診断結果証明書を掲げた。図1の流れに沿って調査および検査を進め、パートごとに順次記入していき、最後に管理区分を判定し、医師意見を付すことになる。具体的な記載の仕方については、図中に示した本書の該当箇所を参照されたい。また、巻末CDにこの証明書のデジタルデータを収録したので活用されたい。

## 図2　じん肺健康診断結果証明書

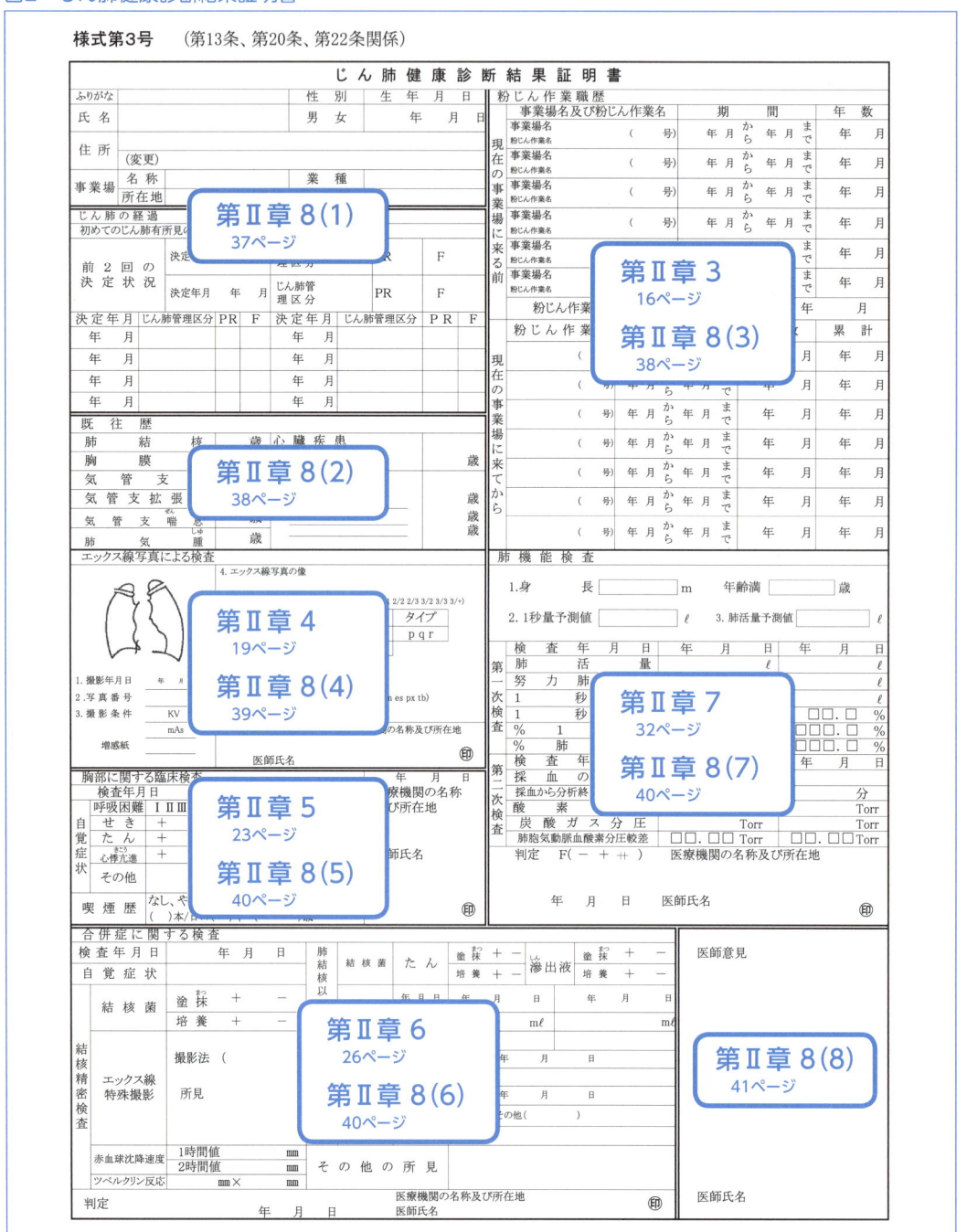

## 2 じん肺健康診断の種類と対象労働者

じん肺法に基づいて事業者が行う健康診断は、①就業時健康診断、②定期健康診断、③定期外健康診断、④離職時健康診断である。

### 1 就業時健康診断（じん肺法第7条）

新たに常時粉じん作業に従事することとなった労働者に対して就業の際に行う健康診断。

ただし、就業前に粉じん作業に従事したことのない者および次のいずれかに該当する労働者については免除される。

| 就業前に受けたじん肺健康診断と就業日との期間 | 当該じん肺健康診断の結果決定されたじん肺管理区分 |
| --- | --- |
| 1年以内 | 1、2、3イ |
| 6月以内 | 3ロ |

### 2 定期健康診断（じん肺法第8条）

常時粉じん作業に従事する労働者に対して定期的に行う健康診断。

じん肺の早期発見とじん肺有所見者の経過の的確な把握を目的として行う。

| 粉じん作業従事との関連 | じん肺管理区分 | 頻　度 |
| --- | --- | --- |
| 常時粉じん作業に従事 | 1 | 3年以内 |
| | 2、3 | 1年以内 |
| 常時粉じん作業に従事したことがあり現に非粉じん作業に従事 | 2 | 3年以内 |
| | 3 | 1年以内 |

 **Notes** じん肺管理区分4の規定がないのは、じん肺管理区分4は療養を要するものであり、常に医師の管理下にあるため、健康診断は不要だからである。

### 3 定期外健康診断（じん肺法第9条）

従来無所見とされていた労働者がじん肺健康診断以外の健康診断でじん肺所見があるか、またはその疑いがあると診断された場合に受ける健康診断。

また、合併症に罹患し療養している者は、療養の経過中にじん肺が進展するおそれがあることから、休業の有無にかかわらず合併症により1年を超えて療養した後に、療養のための休業を要しないと診断された場合にも行う。

## 4 離職時健康診断 （じん肺法第9条の2）

常時粉じん作業に従事し、1年以上継続勤務した者の中で下記を満たす場合は、離職の際に事業者に健康診断の実施を請求できる。

（この場合は、事業者は健康診断を行う。）

| 粉じん作業従事との関連 | じん肺管理区分 | 直前のじん肺健康診断から<br>離職までの期間 |
|---|---|---|
| 常時粉じん作業に従事 | 1 | 1年6月以上 |
| | 2、3 | 6月以上 |
| 常時粉じん作業に従事したことがあり<br>現に非粉じん作業に従事 | 2、3 | 6月以上 |

Notes じん肺の進展状況は、原則として、無所見者3年、有所見者1年の周期で行う定期健康診断で必要なチェックを行い得るものであり、離職者全員に一律に行うよう義務付けることは、レントゲン撮影による放射線被曝の問題もあり必ずしも適切とはいえないことを考慮したものである。

## 3 作業歴の調査

粉じん作業歴は、現在の事業場に来る前と現在の事業場に来てからを分け、事業場名と次の表1「じん肺法施行規則別表」を参考に粉じん作業名（括弧内には該当の号数1〜24を記載）、粉じん作業従事期間を記載する。

作業名は、別表に掲げられているそれぞれの作業名を記載するが、「〜する場所における作業」と表現することもあり注意を要する（例：第1号 土石、岩石又は鉱物を掘削する場所における作業）。

## 表1　じん肺法施行規則別表

一　土石、岩石又は鉱物（以下「鉱物等」という。）（湿潤な土石を除く。）を掘削する場所における作業（次号に掲げる作業を除く。）。ただし、次に掲げる作業を除く。

　　イ　坑外の、鉱物等を湿式により試錐（すい）する場所における作業

　　ロ　屋外の、鉱物等を動力又は発破によらないで掘削する場所における作業

一の二　ずい道等（ずい道及びたて坑以外の坑（採石法（昭和二十五年法律第二百九十一号）第二条に規定する岩石の採取のためのものを除く。）をいう。以下同じ。）の内部の、ずい道等の建設の作業のうち、鉱物等を掘削する場所における作業

二　鉱物等（湿潤なものを除く。）を積載した車の荷台を覆し、又は傾けることにより鉱物等（湿潤なものを除く。）を積み卸す場所における作業（次号、第三号の二、第九号又は第十八号に掲げる作業を除く。）

三　坑内の、鉱物等を破砕し、粉砕し、ふるい分け、積み込み、又は積み卸す場所における作業（次号に掲げる作業を除く。）。ただし、次に掲げる作業を除く。

　　イ　湿潤な鉱物等を積み込み、又は積み卸す場所における作業

　　ロ　水の中で破砕し、粉砕し、又はふるい分ける場所における作業

　　ハ　設備による注水をしながらふるい分ける場所における作業

三の二　ずい道等の内部の、ずい道等の建設の作業のうち、鉱物等を積み込み、又は積み卸す場所における作業

四　坑内において鉱物等（湿潤なものを除く。）を運搬する作業。ただし、鉱物等を積載した車を牽（けん）引する機関車を運転する作業を除く。

五　坑内の、鉱物等（湿潤なものを除く。）を充てんし、又は岩粉を散布する場所における作業（次号に掲げる作業を除く。）

五の二　ずい道等の内部の、ずい道等の建設の作業のうち、コンクリート等を吹き付ける場所における作業

五の三　坑内であつて、第一号から第三号の二まで又は前二号に規定する場所に近接する場所において、粉じんが付着し、又は堆積した機械設備又は電気設備を移設し、撤去し、点検し、又は補修する作業

六　岩石又は鉱物を裁断し、彫り、又は仕上げする場所における作業（第十三号に掲げる作業を除く。）。ただし、次に掲げる作業を除く。

　　イ　火炎を用いて裁断し、又は仕上げする場所における作業

　　ロ　設備による注水又は注油をしながら、裁断し、彫り、又は仕上げする場所における作業

七　研磨材の吹き付けにより研磨し、又は研磨材を用いて動力により、岩石、鉱物若しくは金属を研磨し、若しくはばり取りし、若しくは金属を裁断する場所における作業（前号に掲げる作業を除く。）。ただし、設備による注水又は注油をしながら、研磨材を用いて動力により、岩石、鉱物若しくは金属を研磨し、若しくはばり取りし、又は金属を裁断する場所における作業を除く。

八　鉱物等、炭素を主成分とする原料（以下「炭素原料」という。）又はアルミニウムはくを動力により破砕し、粉砕し、又はふるい分ける場所における作業（第三号、第十五号又は第十九号に掲げる作業を除く。）。ただし、次に掲げる作業を除く。

　　イ　水又は油の中で動力により破砕し、粉砕し、又はふるい分ける場所における作業

　　ロ　設備による注水又は注油をしながら、鉱物等又は炭素原料を動力によりふるい分ける場所における作業

　　ハ　屋外の、設備による注水又は注油をしながら、鉱物等又は炭素原料を動力により破砕し、又は粉砕する場所における作業

九　セメント、フライアッシュ又は粉状の鉱石、炭素原料若しくは炭素製品を乾燥し、袋詰めし、積み込み、又は積み卸す場所における作業（第三号、第三号の二、第十六号又は第十八号に掲げ

　　　る作業を除く。)
　十　粉状のアルミニウム又は酸化チタンを袋詰めする場所における作業
　十一　粉状の鉱石又は炭素原料を原料又は材料として使用する物を製造し、又は加工する工程において、粉状の鉱石、炭素原料又はこれらを含む物を混合し、混入し、又は散布する場所における作業(次号から第十四号までに掲げる作業を除く。)
　十二　ガラス又はほうろうを製造する工程において、原料を混合する場所における作業又は原料若しくは調合物を溶解炉に投げ入れる作業。ただし、水の中で原料を混合する場所における作業を除く。
　十三　陶磁器、耐火物、けい藻土製品又は研磨材を製造する工程において、原料を混合し、若しくは成形し、原料若しくは半製品を乾燥し、半製品を台車に積み込み、若しくは半製品若しくは製品を台車から積み卸し、仕上げし、若しくは荷造りする場所における作業又は窯の内部に立ち入る作業。ただし、次に掲げる作業を除く。
　　イ　陶磁器を製造する工程において、原料を流し込み成形し、半製品を生仕上げし、又は製品を荷造りする場所における作業
　　ロ　水の中で原料を混合する場所における作業
　十四　炭素製品を製造する工程において、炭素原料を混合し、若しくは成形し、半製品を炉詰めし、又は半製品若しくは製品を炉出しし、若しくは仕上げする場所における作業。ただし、水の中で原料を混合する場所における作業を除く。
　十五　砂型を用いて鋳物を製造する工程において、砂型を造形し、砂型を壊し、砂落としし、砂を再生し、砂を混練し、又は鋳ばり等を削り取る場所における作業(第七号に掲げる作業を除く。)。ただし、設備による注水若しくは注油をしながら、又は水若しくは油の中で、砂を再生する場所における作業を除く。
　十六　鉱物等(湿潤なものを除く。)を運搬する船舶の船倉内で鉱物等(湿潤なものを除く。)をかき落とし、又はかき集める作業
　十七　金属その他無機物を製錬し、又は溶融する工程において、土石又は鉱物を開放炉に投げ入れ、焼結し、湯出しし、又は鋳込みする場所における作業。ただし、転炉から湯出しし、又は金型に鋳込みする場所における作業を除く。
　十八　粉状の鉱物を燃焼する工程又は金属その他無機物を製錬し、若しくは溶融する工程において、炉、煙道、煙突等に付着し、若しくは堆積した鉱さい又は灰をかき落とし、かき集め、積み込み、積み卸し、又は容器に入れる場所における作業
　十九　耐火物を用いて窯、炉等を築造し、若しくは修理し、又は耐火物を用いた窯、炉等を解体し、若しくは破砕する作業
　二十　屋内、坑内又はタンク、船舶、管、車両等の内部において、金属を溶断し、又はアークを用いてガウジングする作業
　二十の二　金属をアーク溶接する作業
　二十一　金属を溶射する場所における作業
　二十二　染土の付着した藺(い)草を庫(くら)入れし、庫(くら)出しし、選別調整し、又は製織する場所における作業
　二十三　長大ずい道(著しく長いずい道であつて、厚生労働大臣が指定するものをいう。)の内部の、ホッパー車からバラストを取り卸し、又はマルチプルタイタンパーにより道床を突き固める場所における作業
　二十四　石綿を解きほぐし、合剤し、紡績し、紡織し、吹き付けし、積み込み、若しくは積み卸し、又は石綿製品を積層し、縫い合わせ、切断し、研磨し、仕上げし、若しくは包装する場所における作業

参考:じん肺法施行規則より　http://law.e-gov.go.jp/htmldata/S35/S35F04101000006.html

# 4 胸部エックス線検査

## 1 じん肺と診断されるためには

一定の粉じん作業歴があり、かつ、厚生労働省じん肺標準エックス線写真(以下、標準エックス線写真)第1型以上のエックス線所見が必要である。

* 粉じんによると思われる影が存在しても、標準エックス線写真第1型に達していない場合はじん肺とは診断できない。病理学的に珪肺結節が検出された場合も同じである。

* 現行の国際的な考え方(ILO基準)は、標準エックス線写真第1型(PR1/1以上)の者を有所見として、粉じん低濃度作業環境への転換を勧めれば、じん肺の進行を阻止できるであろうという原則に立っている。

## 2 じん肺健康診断に用いられるエックス線撮影法

### ❶ レントゲン撮影装置と条件

ア) 撮影条件 : 撮影は110〜140kvで行う

　　　　　　　焦点被写体間距離は180〜200cm

イ) 装 置 等 : a) グリッド・・・撮影電圧が120kv前後では12:1

　　　　　　　　　　それ以上では14:1

　　　　　　　b) 空間分解能・・フルサイズ　3500X3500

　　　　　　　　　(2/3サイズ　1760X1760　は好ましくない)

ウ) 保　　存 : 圧縮せず保存

### ❷ CR(Computed Radiography)写真の画像処理条件

「CR撮像表示条件確認表」(76〜77ページ)に示す。

### ❸ DR(Digital Radiography)(FPD;Flat Panel Detector)を用いた写真の条件

じん肺健康診断等において、DR(FPD)写真の場合、各種条件については、「DR(FPD)撮像表示条件確認表」(78〜81ページ)に定めるところによること。また、「じん肺健康診断等のためのDR(FPD)撮像表示条件」(82〜85ページ)の内容を踏まえること。

## 3 胸部エックス線写真の読影基準

### ❶ エックス線写真の質

ILO国際分類では次のように評価

ア) 優　good

イ) 良　acceptable　優には至らないが技術的欠陥なし

ウ）可　poor　若干の技術的欠陥はあるが、読影可能

エ）不可　unacceptable　読影不能

＊不可のフィルムは再撮影をもとめるべきであって、無理に読影すると誤診の元になり、後日判定をめぐってのトラブルになりかねない。

**Notes　じん肺エックス線写真の読影方法**

じん肺の読影は必ず厚生労働省じん肺標準エックス線写真と比較してどの型に最も近い陰影であるかを検討してから診断を決定する。自分の頭の中にある標準エックス線写真を基準にしてはいけない。

## ❷ 肺野の影を読む

ア）正常か異常か？

初心者では、見落としより読みすぎのほうがはるかに多い。

イ）じん肺かどうか？必ず鑑別すべき疾患を念頭に読影する。

ウ）小陰影はどこにあるか？

上中下の左右6肺野のどこにあるか？

エ）小陰影の形は粒状か不整形か？

典型例では粒状影は上肺野に、不整形陰影は下肺野に多い。

オ）小陰影は多いのか少ないのか？（密度）

カ）小陰影の大きさは？

キ）大陰影はあるか、大きさは？

## ❸ じん肺エックス線写真像の分類

| 型 | エックス線写真の像 |
|---|---|
| 第0型 | じん肺の所見がないと認められるもの |
| 第1型 | 両肺野にじん肺による粒状影または不整形陰影が少数あり、かつ大陰影がないと認められるもの |
| 第2型 | 両肺野にじん肺による粒状影または不整形陰影が多数あり、かつ大陰影がないと認められるもの |
| 第3型 | 両肺野にじん肺による粒状影または不整形陰影が極めて多数あり、かつ大陰影がないと認められるもの |
| 第4型 | 大陰影があると認められるもの |

注）じん肺法では第1型から4型までの記載であり、第0型は含まれていない。しかし、管理区分決定やPR分類（次項参照）において、第0型が存在するため、この表の中に加えた。なお、第0型には標準エックス線写真の1/0には満たない軽微なじん肺所見を有するものも含まれる。

## ❹ 小陰影の読影

ア）小陰影の形状

a）粒状影

b) 不整形陰影：主に線状、細網状、線維状、網目状、蜂窩状、斑状と呼ばれている像をいう。

## イ）小陰影の分布密度（profusion rate：PR）

小陰影の密度に応じて第1型から第3型までに区分する。区分にあたっては標準エックス線写真を参考にする。

型の区分を行う際には12階尺度（下記参照）を用いる。

| 分 類 | PR0 | | | PR1 | | | PR2 | | | PR3 | | |
|---|---|---|---|---|---|---|---|---|---|---|---|---|
| 細分類 | 0/- | 0/0 | 0/1 | 1/0 | 1/1 | 1/2 | 2/1 | 2/2 | 2/3 | 3/2 | 3/3 | 3/+ |

注）ILO分類では、PR0,1・・にあたるものはCategories、0/-,0/0,0/1・・にあたるものはSubcategoriesと表記されている。これにあたる明確な日本語訳がないため、この本では「分類」、「細分類」という形で表記した。

## 【 細分類：12階尺度の概要について 】

第1型の場合は、標準エックス線写真の第1型に概ね一致するものを1/1と表現し、それより軽いが第0型ではないものを1/0、それより重く第2型に満たないものを1/2と分けて表現する。

同様に第2型は2/1、2/2、2/3、第3型は3/2、3/3、3/+と分ける。

じん肺の陰影は認められるが、標準エックス線写真の第1型と判定するのに至らないものは0/1、じん肺の陰影が認められないものを0/0、正常構造が特によくみえるものを0/-と表現する。

0/1は法的には「じん肺なし」に入る。

0/0はじん肺以外の陰影があってもよい。

**PR0かPR1か迷う時**
PR1/0以上は、じん肺有所見者になるので、PR1/0、PR0/1のように診断が微妙な場合には、胸部CTを行うことも考慮する。

大陰影があると認められるもの（＝第4型）をPR4と記載してあることがある（大陰影の大きさによって、PR4A、PR4B、PR4Cに分かれる）。
PR分類は小陰影の分布密度の分類であり、第4型は本来PR分類には含まれないが、慣例的に用いられることが多い。

## ウ）小陰影の大きさは？

a) 主な粒状影の径が　1.5mmまでをp、

　　　　　　　　　1.5mmを超えて3.0mmまでをq、

　　　　　　　　　3.0mmを超えて10mmまでをr、とする。

b) 経過中にpからrに移行することは、通常みられない。

c) 粒状影と不整形陰影が混在していれば併記する。

不整形のサイズ区分はわが国では行われていない。

（ILOではs、t、u区分を使っている）

## ❺ 大陰影の読影

　小陰影が密に集まった部分に癒合が起きることがある。まれにではあるが、小陰影はほとんどないが塊状影を来たすことがある。

　径が1cmを超えるものを大陰影と呼び、陰影の大きさにより以下のように分類される。

- A： 大陰影が1つの場合にはその径が1cmを超え5cmのものまで。数個の場合には、その最大径の和が5cmまでのもの。
- B： 大陰影が1つまたはそれ以上あり、Aを超えており、その面積が片肺面積の1/3を超えないもの。
- C： 大陰影が1つまたはそれ以上で、その面積が片肺面積の1/3(右上肺野相当域)を超えるもの。

> **4Cの範囲を誤解していないか？**
> 大陰影の分類で、Cに当たるものは右上肺野相当域を超えるものであり、右上葉相当ではないことに注意する。
> 参考までに、ILO国際分類では、肺尖部と横隔膜ドームの間を3等分して上・中・下肺野に分けると記載されている。

## ❻ 付加記号の記載

| ① 胸膜肥厚等の胸膜変化 | pl |
|---|---|
| ② 胸膜石灰化像 | plc |
| ③ 心臓の大きさ、形状の異常 | co |
| ④ ブラ(のう胞) | bu |
| ⑤ 空　洞 | cv |
| ⑥ 著明な肺気腫 | em |
| ⑦ 肺門あるいは縦隔リンパ節の卵殻状石灰化 | es |
| ⑧ 肺または胸膜のがん | ca |
| ⑨ 気　胸 | px |
| ⑩ 肺結核 | tb |

> **付加記号のpl・plc**
> ILO国際分類では、胸膜の異常所見は、胸膜斑または限局性胸膜肥厚(厚みをa,b,c、広がりを1, 2, 3で分類、石灰化の有無)、肋横角消失、びまん性胸膜肥厚、について記載することになっており、小陰影の分類と同等に扱っている。
> しかし、日本のじん肺法での分類は胸膜病変に関する記入欄はなく、付加記号のplあるいはplcに丸印をつけるだけになっている。このpl・plcは必ずしも胸膜プラークを意味しない。またびまん性胸膜肥厚・びまん性胸膜石灰化もpl・plcで記載される。

**不整形陰影読影の際の注意点**

高齢者の肺炎後の線維化像や、吸気不十分な場合の下肺野の所見は、不整形陰影と誤診することがあるので、注意を要する。

**職歴の確認**

職歴が短期間で、かつ多量の粉じんを吸入していない症例では、他疾患との鑑別が必要である。現在の日本では高濃度粉じん作業現場は限られているが、新たなじん肺発症があるので、これまでの職歴の確認とじん肺を鑑別診断に必ず入れておくこと。

【 参考文献 】

1) 志田寿夫. 第IV章 じん肺の予防と管理(5) 胸部X線検査. 産業保健ハンドブックIVじん肺 −臨床・予防管理・補償のすべて−(第2版). 東京:財団法人 産業医学振興財団:2007;70-79.

## 5 自・他覚所見の取り方と判定

## 1 自覚症状の所見の取り方と判定

### ❶ 呼吸困難

一般診療では主として修正MRC(modified Medical Research Council)息切れスケールが用いられているが、じん肺の診察・健診に際しては、Fletcher, Hugh-Jonesの分類を基本にした下記の呼吸困難スケールを参考として、最終的に労働省安全衛生部労働衛生課編『じん肺診査ハンドブック』にある区分法で判定をする。

第Ⅰ度 ： 同年齢の健康者と同様に仕事ができ、歩行、登山あるいは階段の昇降も健康者と同様に可能である。

第Ⅱ度 ： 同年齢の健康者と同様に歩くことに支障ないが、坂や階段は同様に昇れない者。

第Ⅲ度 ： 平地でも健康者なみに歩くことができないが、自己のペースでなら1km以上歩ける者。

第Ⅳ度 ： 50m以上歩くのに一休みしなければ歩けない者。

第Ⅴ度 ： 話したり、着物を脱ぐのにも息切れがして、そのため屋外に出られない者。

● 呼吸困難の分類

　下記の問診票を用いると比較的的確な判断が可能である（『じん肺診査ハンドブック』p42-44）。

2. 「呼吸困難（息切れ）」について次の質問の「感じる」、「感じない」のいずれかの□に✓印をつけて、「感じる」と答えた人は次の質問に移って下さい。

階段をのぼったり、ゆるやかな坂をのぼる時に息切れを感じますか？

感じる　□　　感じない　□（ここで終り）

→ その程度はどの程度ですか？　矢印に従って答えて下さい。
（「ここで終り」になる人は次の質問に進まなくて結構です。）

→ ① 息切れを感じないで同年齢の健康な人と同じように仕事をしたり、坂や階段をのぼれますか？

できる　□（ここで終り）　　できない　□

→ ② 同年齢の健康な人と同じように息切れを感じないで平らなところを歩くことができますか？

歩ける　□（ここで終り）　　歩けない　□

→ ③ 平らなところを自分のペースでなら 1 キロメートル以上休まずに続けて歩くことができますか？

歩ける　□（ここで終り）　　歩けない　□

→ ④ 息切れのために途中で休まないと平らなところを 50m 以上歩けませんか？

歩ける　□（ここで終り）　　歩けない　□

→ ⑤ 話をしたり、着物を脱ぐのにも息切れがし、息切れのために外出することができませんか？

できる　□　　できない　□

　最終的な判定は、問診票の記載に基づいて次のように行う。

第Ⅰ度 − "息切れを感じない"、又は ①に"できる"
第Ⅱ度 − ①に"できない"、②に"歩ける"
第Ⅲ度 − ②に"歩けない"、③に"歩ける"、又は ③に"歩けない"、④に"歩ける"
第Ⅳ度 − ④に"歩けない"、⑤に"できる"
第Ⅴ度 − ⑤に"できない"

## ❷ 咳と痰

　じん肺で、気道の炎症を伴ってくると、「咳・痰」が出現してくる。じん肺における気道の慢性炎症性変化の把握のためには、「1 年のうち、3 か月以上毎日のように咳と痰がある」ことを最低限把握する必要がある。「咳・痰」の持続期間が長く、量も多く、また膿性痰が疑われる場合は続発性気管支炎・続発性気管支拡張症の合併を念頭において診察する必要がある。これらの合併症を疑った場合はさらに、痰の量、性状などの検査を追加し合併症の有無を判定する。血痰は激しい咳で気管支や咽頭粘膜が傷ついたり、気管支拡張症の合併や肺がんの合併している例でも認められるため、血痰の有無についても聴取しておく。

3. 「せき」についての次の質問のはい、いいえのいずれかの□に✓印をつけて下さい。
　（「はい」の場合には矢印に従って次の質問に移って下さい。）

　　① 冬に、朝起きると、いつも、すぐせきがでますか？　　　　　　はい □ いいえ □
　↳② そのようなせきは週5日以上でますか？　　　　　　　　　　はい □ いいえ □
　　③ 冬に昼間や夜、よくせきがでますか？　　　　　　　　　　　はい □ いいえ □
　↳④ そのようなせきは1日7回以上、週5日以上でますか？　　　　はい □ いいえ □
　↳⑤ このようなせきは、年に3か月以上続けて毎日のようにでますか？　はい □ いいえ □

4. 「たん」についての次の質問のはい、いいえのいずれかの□に✓印をつけて下さい。
　（「はい」の場合には矢印に従って次の質問に移って下さい。）

　　① 冬に、朝起きると、いつも、すぐたんがでますか？　　　　　　はい □ いいえ □
　↳② そのようなたんは週5日以上でますか？　　　　　　　　　　はい □ いいえ □
　　③ 冬に昼間や夜、よくたんがでますか？　　　　　　　　　　　はい □ いいえ □
　↳④ そのようなたんは1日2回以上、週5日以上でますか？　　　　はい □ いいえ □
　↳⑤ このようなたんは、年に3か月以上続けて、毎日のようにでますか？　はい □ いいえ □

（『じん肺診査ハンドブック』p44-45より）

### ❸ 心悸亢進

じん肺の進展に伴って肺機能障害が進行すると右心に負荷がかかり、労作時の動悸が出現し心悸亢進を訴えるようになる。

### ❹ その他

胸痛、熱感、盗汗（寝汗）などの出現を確認する。

### ❺ 喫煙歴

喫煙はじん肺の罹患や進展と関連すると言われている。したがって、何歳から、1日何本を何歳まで喫煙したか、また現在も継続して喫煙しているか否かについて聞き取り記録しておくことも重要である。

## 2　他覚症状の所見の取り方と判定

### ❶ チアノーゼ

じん肺の進展に伴って肺機能障害が進行し、低酸素血症を生じるようになると、毛細血管の還元ヘモグロビン量が増加し、口唇などにチアノーゼを認めることがある。

### ❷ ばち状指

ばち状指はじん肺の特徴的所見ではなく、じん肺の所見のある患者に、これが認められた場合は、むしろ肺がんなどの合併を考慮することが必要である。

### ❸ 副雑音

石綿肺を除いて、じん肺では副雑音を聴取しないことが多い。気道の感染を伴った際には coarse crackles を、肺の線維化病変が顕著になると fine crackles を聴取することがある。石綿肺では早期から両肺底部に fine crackles を聴取することが多い。

## 6 合併症および合併症に関する検査

じん肺と密接な関連がある疾病を、じん肺法では「合併症」と定義し、じん肺法施行規則第1条にその具体的な疾病名を規定している。

表2 じん肺法の合併症（じん肺法施行規則第1条）

| じん肺管理区分が管理2又は管理3と決定された者に係るじん肺と合併した次に掲げる疾病とする。 |
| --- |
| 1. 肺結核 |
| 2. 結核性胸膜炎 |
| 3. 続発性気管支炎 |
| 4. 続発性気管支拡張症 |
| 5. 続発性気胸 |
| 6. 原発性肺がん |

じん肺健康診断においては、胸部エックス線撮影検査と胸部臨床検査の結果、合併症に罹患しているかまたはその疑いがあると診断された者に対しては、合併症に関する検査を行うことになっている。

以下、合併症の診断を行うための検査方法およびその結果の判定について述べる。

## 1 肺結核

### ❶ 精密検査を必要とする者

胸部エックス線撮影検査でじん肺以外の陰影が認められる場合には、肺結核の合併を疑う必要がある。肺結核の既往を認める場合も読影に注意をする必要がある。さらに自他覚症状（持続する咳、微熱、寝汗、血痰、ラ音の聴取）を認める場合にも肺結核の精密検査を行う。

### ❷ 精密検査の方法

❶で述べたような所見や症状があり、肺結核を合併している疑いのある者に対しては、じん肺法第3条、じん肺法施行規則第6条に基づいて次の項目のうち、医師が必要と認める項目について精密検査を行う。

ア）結核菌検査

イ）エックス線特殊撮影による検査

ウ）ツベルクリン反応検査またはインターフェロン-γ遊離試験（IGRA；interferon-gamma

release assays)
エ）赤血球沈降速度検査

### ア）結核菌検査

結核菌の検出には、通常、喀痰、胃液、気管支肺胞洗浄液を用いる。喀痰は起床時早朝に採痰する。また1回の採痰では陽性にならないことも多いので、3日間連続しての採痰（3連痰）が望まれる。喀痰検査が難しい場合は、早朝空腹時の胃液を検査する。核酸検査であるPCR（polymerase chain reaction）検査にて抗酸菌の菌種の鑑別同定も行われる。

### イ）エックス線特殊撮影による検査

胸部（らせん）CT検査は、胸部エックス線撮影検査では場所的に、また本来のじん肺陰影との重なりのために、把握不可能な詳細な情報を得ることができる。また、肺結核による小さな散布陰影の検出にも優れており、胸部エックス線撮影による検査に比較してじん肺の粒状影と結核による陰影の区別が可能な場合が多い。過去の写真との比較も、鑑別および肺結核の活動性の判断に有用である。

### ウ）ツベルクリン反応検査またはインターフェロン-γ遊離試験

ツベルクリン反応検査に代わり、インターフェロン-γ遊離試験が行われる傾向にある。結核の補助診断として行われる。

### エ）赤血球沈降速度検査

赤血球沈降速度検査は、人体の数々の要因によって影響を受け、肺結核以外の疾病、病態によっても沈降速度の亢進がみられることから特異性は低い。

### ❸ 検査結果の判定

検査結果の判定は、胸部エックス線撮影検査、胸部臨床検査および❷で述べた結核精密検査の諸検査の結果を総合し、肺結核の合併の有無を判定する。

**肺結核で「要治療」とされるもの**

・喀痰、咽頭粘液、胃液、気管支鏡による気管支肺胞洗浄液のいずれかまたは複数から、結核菌が検出同定された場合
・日本結核病学会病型分類で第Ⅰ型から第Ⅲ型に該当すると認められる場合
・日本結核病学会病型分類で第Ⅳ型に該当すると認められる場合でも、経過、病巣の広がりから、医師が治療を要すると判断した場合

## 2 結核性胸膜炎

　結核性胸膜炎は、肺内の結核病巣に引き続いて起こることがあり、一方、臨床上確認できない結核の肺内またはリンパ節病巣に引き続いて起こることもある。臨床上肺内病巣を確認し得る場合の胸膜炎についてはその診断はさほど困難ではないが、臨床上肺内病巣を確認できない場合に起こってくる胸膜炎については必ずしもその診断は容易ではない。

### ❶ 精密検査を必要とする者

　胸部エックス線撮影検査や胸部CTで胸水を認め、自覚症状で胸痛や発熱を認めるが、肺内に肺炎像等を認めない場合には、結核性胸膜炎を疑い検査を行う。

### ❷ 精密検査の方法

　喀痰や胸水の結核菌検査およびアデノシンデアミナーゼ（ADA；adenosine deaminase）を含めた胸水の検査を行う。なお、胸腔鏡検査による生検にて乾酪壊死巣や菌体の証明での確定診断や、胸膜中皮腫等の除外診断ができることが望ましい。

### ❸ 検査結果の判定

　胸部エックス線撮影検査または胸部CTで胸水の貯留を認め、かつ胸水穿刺液から結核菌が検出されれば、結核性胸膜炎と診断し、要治療とする。また、結核菌が検出されない場合でも、臨床症状、胸水が滲出性であること、細胞分画上リンパ球が優位、かつADAが高値（おおむね40U/L以上）であり、他の胸水を来たす疾患や病態が除外できれば、結核性胸膜炎と診断し、要治療とする。

>
> **Notes　結核性胸膜炎発症のごく早期の検査結果の判断について**
> 発症ごく早期（たとえば胸痛発症から1週間以内程度）では、結核性胸膜炎であっても、細胞分画はリンパ球優位ではなく、好中球優位の場合がある。このような場合は、1週間程度期間をあけて、胸水穿刺を再検すると良い。

## 3 続発性気管支炎

　胸部臨床検査において持続する咳、痰の症状があると認められた者では、一般に気道の慢性炎症性変化があると考えられる。このような状態に細菌感染等が加わった場合には治療が必要である。

>
> **Notes　続発性気管支炎と慢性気管支炎の違いに注意**
> じん肺合併症の続発性気管支炎は、じん肺に細菌感染等が加わって生じた可逆性の疾病と法律で定義されている。類似した疾病である慢性気管支炎は、1年のうち3か月以上咳と痰がほぼ毎日持続し、それが2年以上続き、ほかの明らかな病気（例えば肺結核など）がない状態と定義され、感染の存在を必ずしも必須の条件としていない。そのため、この場合はじん肺合併症には相当しない。

## ❶ 精密検査を必要とする者

胸部エックス線撮影検査、胸部臨床検査で結核などの明らかな病変が認められないが、胸部臨床検査の自覚病状の調査で「1年のうち3か月以上毎日のように咳と痰がある」と認められた者で、自覚症状、他覚所見から罹患が疑われる者については精密検査を必要とする。

## ❷ 精密検査の方法

精密検査は、主に、痰についてその量、性状などについて検査する。

### ア）痰の量の検査

痰の量は、起床後おおむね1時間の痰を採取してその量を測定する。痰の量の測定は1回とするが、その判断にあたっては経過に十分な注意を払う必要がある。

### イ）痰の性状の検査

痰の性状については、採取した痰について、痰に占める膿の比率を調べる。

### ウ）痰についてのその他の検査

細菌感染が加わったことの確認のためには、イ）にあげた痰の性状の検査で、ほぼ把握することができるが、場合によっては痰の中の細菌検査が必要となる場合がある。

> **続発性気管支炎の精密検査について**
> 検体には唾液や鼻汁も含まれることが多いことから、喀痰細胞診を併用して、扁平上皮細胞ではなく円柱細胞が含まれるような気道から得られた検体で判定することが重要である。また、続発性気管支炎は進展したじん肺例に多いことも考慮されたい。

## ❸ 検査結果の判定

痰の量については次のように区分する。

| | |
|---|---|
| 0 | 0mL |
| 1 | 3mL未満 |
| 2 | 3mL以上 10mL未満 |
| 3 | 10mL以上 |

痰の性状については、採取した痰についてその性状を調べ、MillerとJonesの分類を参考に次のように区分する。

| | |
|---|---|
| $M_1$ | 膿を含まない純粘液痰 |
| $M_2$ | 多少膿性のある粘性痰 |
| $P_1$ | 粘膿性痰1度（膿が痰の1/3以下） |
| $P_2$ | 粘膿性痰2度（膿が痰の1/3〜2/3） |
| $P_3$ | 粘膿性痰3度（膿が痰の2/3以上） |

痰の量の区分が2以上で、痰の性状が$P_1$〜$P_3$の場合には続発性気管支炎に罹患していると判定し、治療の対象とする。

## 4 続発性気管支拡張症

### ❶ 精密検査を必要とする者

　胸部臨床検査の自覚症状の調査において、多量の痰の喀出が続き、時に血痰もある者については、気管支拡張症を疑う必要がある。また、他覚所見の検査において、副雑音が聴取された場合にも注意が必要である。胸部エックス線の単純撮影写真像では、気管支拡張がかなり進展した場合には読影し得る。このような場合には、次に述べる特殊な方法によるエックス線撮影検査は省略してもよい。それ以外の場合は、読影しがたい場合があり、他の検査結果などを参考にして判断する必要がある。

### ❷ 精密検査の方法

　精密検査としては、エックス線撮影検査と痰に関する検査を行う。

#### ア）エックス線特殊検査による検査

　　かつては気管支造影検査がしばしば行われたが、現在では造影検査まで必要な場合はまれである。気管支造影に代わって、現在の日本では、一般臨床に普及した胸部CTがきわめて有用である。

#### イ）痰に関する検査

　　痰の量および性状に関しては、前項の「続発性気管支炎」で述べた方法と同一の方法により行う。このほか、血痰がある場合にはこれもあわせて確認する必要がある。

### ❸ 検査結果の判定

　胸部エックス線撮影検査で、気管支の陰影がのう状、円柱状、瘤状、珠数状に拡張していることを確認する。

　痰の量、性状については、前項「続発性気管支炎」の場合と同様の基準で判定する。気管支拡張所見とともに痰の量が区分2以上で、痰の性状が$P_1$〜$P_3$の場合には続発性気管支拡張症と診断する。

## 5 続発性気胸

　続発性気胸は、じん肺合併症のなかで頻度が高く、じん肺の進行とともに頻度が増加する。突然の胸痛、呼吸困難の自覚症状および呼吸音の消失減弱等の他覚所見に加えて、胸部エックス線写真において、肺野に気管支血管を認めない透過性の高い部分が境界明瞭に認められれば、診断は確定的である。

### ❶ 精密検査を必要とする者

　上述したように、一般的には、胸部エックス線写真像その他の所見などで診断は確定するが、じん肺または合併肺結核等による胸膜癒着、大陰影に伴う気腫性のう胞等により必ずしも診断を確定し得ない場合もある。このような場合には検査を追加して行う必要がある。

じん肺では癒着が強いことや、ブラなど多彩な陰影を伴うことから、気胸の発見が困難なことがある。特に肋骨横隔膜角付近のみの気胸や、縦隔側のみの気胸の場合は、胸部エックス線写真のみでは確認しづらい時もある。また、じん肺では癒着のため、気胸が生じても虚脱が少ないこともある。したがって、原因がはっきりしない突然から亜急性の呼吸困難増悪には、このような認めにくい気胸の場合も想定して、胸部CTなどの追加検査を行う必要がある。

### ❷ 精密検査の方法
胸部CT検査を行う。

### ❸ 検査結果の判定
エックス線写真または胸部CTにより、診断をほぼ確定し得る。気胸が認められた者は治療の対象とする。

## 6 原発性肺がん

平成15(2003)年4月の「じん肺法施行規則の一部を改正する省令」にて、じん肺の合併症に原発性肺がんが追加され、年1回の肺がんに関する検査(肺がんにかかっている疑いがないと診断された時以外は、胸部らせんCT検査および喀痰細胞診)の実施が事業者に義務付けられた。じん肺健診有所見者の中から、原発性肺がんを早期に診断することが求められている。

### ❶ 精密検査を必要とする者
気胸とともに合併症における頻度は高い。じん肺では説明できない新たな陰影を認めた場合、精密検査または慎重な経過観察が必要である。

### ❷ 精密検査の方法
喀痰細胞診検査、気管支内視鏡検査、時にCTガイド下生検等を行う。

 **PETについて**
近年、$^{18}$F-FDG(フルオロデオキシグルコース)が正常細胞より悪性腫瘍に3〜8倍取り込みが強いことを利用して、PET(positron emission tomography;陽電子放出断層撮影)検査が可能となり、さらにCTと同時に撮影することで、悪性腫瘍を強く疑う部位をCT画像に重ね合わせることにより、悪性腫瘍であるか否かとその局在の両方の情報を一度に得る検査が、広く一般臨床で利用されている。じん肺に合併した癌の補助診断、肺がんが原発性であるか否か、すなわち肺以外に原発巣があるか否かの検索に有用である。ただし、じん肺の大陰影にも$^{18}$F-FDGはかなり取り込みが強いので、判断を誤ってはならない。じん肺の大陰影は年の単位では通常ほとんど増大しないので、多くは比較読影で鑑別可能である。まれに、大陰影の一部から肺がんが発症する場合もあるので注意は必要である。

### ❸ 検査結果の判定
病理組織、細胞診を含め原発性肺がんの確定診断がついた場合は治療の対象とする。

# 7 肺機能検査

## 1 肺機能検査の流れ

肺機能検査の流れについては、本章第1節の図1「じん肺健康診断の流れ」(13ページ) を参照されたい。

肺機能検査は、胸部エックス線写真とともに、管理区分の決定に必要である。粉じんの吸入歴があり、かつ胸部エックス線写真でじん肺の陰影があり、その程度がPR1から3、および PR4A・PR4B、かつ胸部臨床検査で合併症がない場合に実施する。

ここでいう合併症とは、じん肺法施行規則第1条に規定された肺結核、結核性胸膜炎、続発性気管支炎、続発性気管支拡張症、続発性気胸、原発性肺がんの6疾病である。

## 2 肺機能検査

"1次検査"、"2次検査"、および"その他の検査 (必要に応じ)"がある。なお、肺活量と1秒量の正常予測値は、日本呼吸器学会が2001年に発表した式で求める。

### ❶ 1次検査

スパイロメトリーで肺活量 (VC) を、努力呼気曲線あるいはフロー・ボリューム曲線から1秒率 ($FEV_1/FVC$) と1秒量 ($FEV_1$) を求める。

#### ア) %肺活量

肺活量には吸気肺活量と呼気肺活量の2つがあるが、じん肺法では吸気肺活量を測定し、日本人の正常予測肺活量の対%を求める。

%肺活量＝肺活量÷日本人の正常予測肺活量 × 100

#### イ) 1秒率

1秒率 ($FEV_1/FVC$) ＝1秒量 ($FEV_1$) ÷努力肺活量 (FVC) ×100

(Gaensler の1秒率)

#### ウ) %1秒量

%1秒量＝1秒量÷日本人の正常予測1秒量×100

### ❷ 2次検査

動脈血ガス分析を実施する (安静時、室内気吸入下)。

#### ア) $PaO_2$

#### イ) 肺胞気・動脈血酸素分圧較差 ($AaDO_2$)

$AaDO_2 = [150 – PaCO_2 / 0.83] – PaO_2$

ここで、0.83は呼吸商。呼吸商は食事や運動の影響を受けるので、あくまで判定基準として0.83を使う。なお、酸素吸入下は$AaDO_2$が開大するため、室内気吸入下の動脈血ガス分析から$AaDO_2$を求める。

**Notes** AaDO$_2$の計算式では、上記のように大気中の酸素分圧150Torrと記載してあるものと、149Torrと記載してあるものがある。これは空気の酸素濃度を21％とするか、20.9％とするかの違いである。ここでは『じん肺診査ハンドブック』記載の150Torrを採用した。

### ❸ その他の検査

1次および2次検査によって肺機能障害が著しいか否かを判断し得ない場合がある。そのような場合には医師の判断に基づいて、次に掲げる検査のうち必要と認められる検査を行う。

ア）肺気量測定

イ）呼吸抵抗、気道抵抗測定

ウ）一酸化炭素拡散能力（DL$_{CO}$）測定

エ）肺コンプライアンス、クロージングボリューム測定

オ）負荷試験

6分間歩行試験やシャトル歩行試験による歩行距離と経皮的動脈血酸素飽和度（SpO$_2$）測定。また、トレッドミルや自転車エルゴメータによる呼気ガス分析など。

## 3 判定の進め方

じん肺による「著しい肺機能障害の有無」を判定する（図3）。

そのためには、肺機能検査によって得られた数値を、以下に示す判定のための基準値に機械的に当てはめることなく、既往歴および過去の健康診断の結果、自覚症状および臨床所見等、胸部エックス線写真や胸部CT所見等を含めて総合的に判断する。

### ❶ 1次検査結果の判定

ア）「著しい肺機能障害がある」と判定する基準

下記のいずれかに該当する場合

a）％肺活量が60％未満

b）1秒率が70％未満、かつ％1秒量が50％未満

イ）「2次検査を要する」と判定する基準

「著しい肺機能障害がある」と判定されない者で、下記のいずれかに該当する場合

a）％肺活量が60％以上で80％未満の場合

b）1秒率が70％未満で、かつ％1秒量が50％以上で80％未満

c）呼吸困難の程度が第Ⅲ度以上

d）胸部エックス線写真が第3型または第4型（A, B）と診断された者

ここで、呼吸困難の程度は、いわゆるFletcher, Hugh-Jones分類を参考に作られた質問票（本章第5節第1項❶中の「呼吸困難度」、23ページ）を用いて決定する。

### 図3　肺機能検査のフローチャート

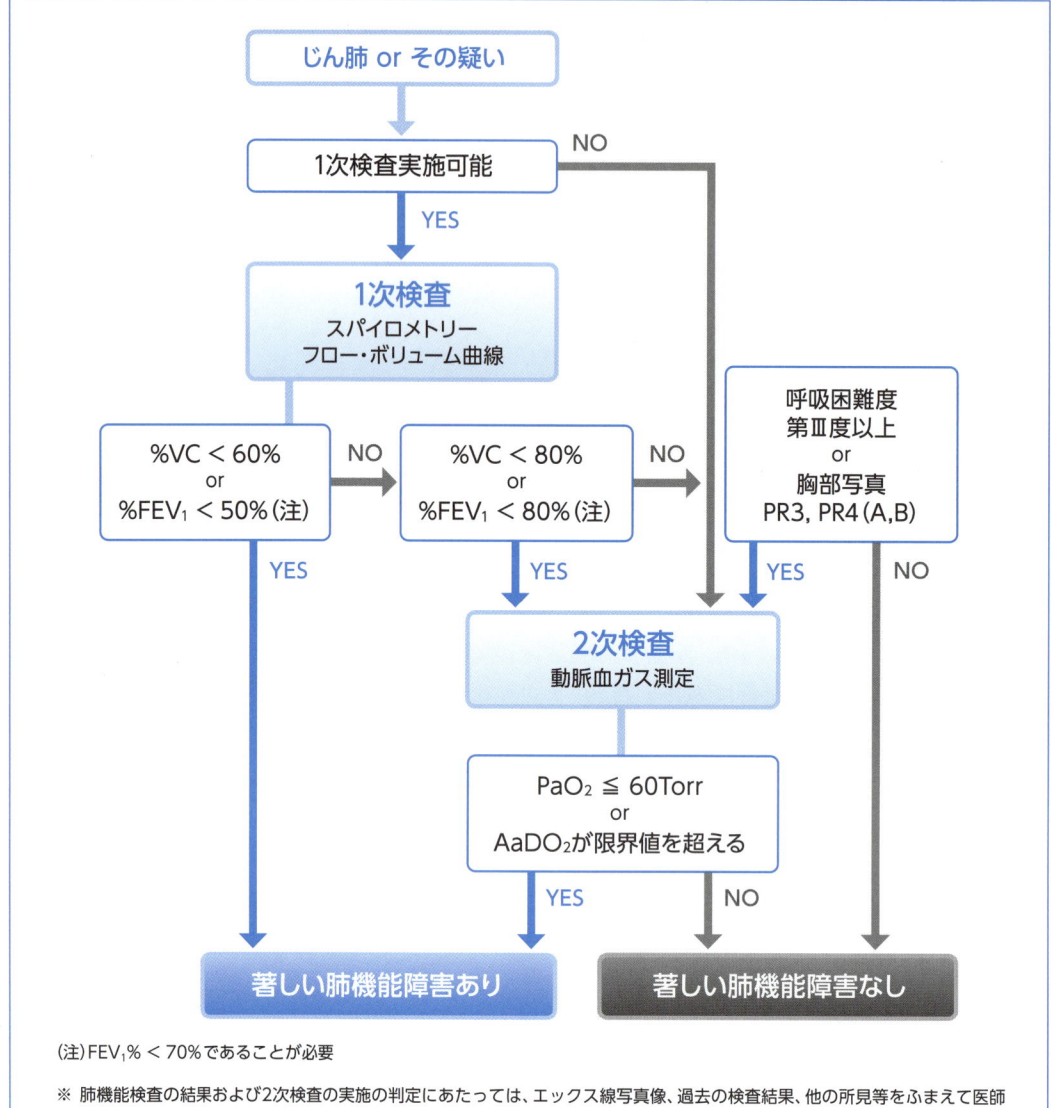

（注）$FEV_1\% < 70\%$であることが必要

※　肺機能検査の結果および2次検査の実施の判定にあたっては、エックス線写真像、過去の検査結果、他の所見等をふまえて医師の総合的評価による判定を必ず行うこと。

**Notes**　**2次検査を省略できる場合**
問診や理学的所見から著しい肺機能障害がないと診断し得る場合（呼吸困難度が第Ⅰ度、あるいは第Ⅱ度の場合）。

（出典：厚生労働省安全衛生部労働衛生課編『じん肺法の解説（第2版）』p97、p100）

## ❷ 2次検査結果の判定

下記のいずれかに該当する場合、「著しい肺機能障害がある」と判定する。

ア）動脈血酸素分圧（$PaO_2$）が60Torr以下

イ）$AaDO_2$が限界値（表3）を超える場合

表3　著しい肺機能障害があると判定する限界値－ AaDO$_2$（男性，女性）

| 年 齢（歳） | 限界値（Torr） | 年 齢（歳） | 限界値（Torr） | 年 齢（歳） | 限界値（Torr） |
|---|---|---|---|---|---|
| 21 | 28.21 | 41 | 32.41 | 61 | 36.61 |
| 22 | 28.42 | 42 | 32.62 | 62 | 36.82 |
| 23 | 28.63 | 43 | 32.83 | 63 | 37.03 |
| 24 | 28.84 | 44 | 33.04 | 64 | 37.24 |
| 25 | 29.05 | 45 | 33.25 | 65 | 37.45 |
| 26 | 29.26 | 46 | 33.46 | 66 | 37.66 |
| 27 | 29.47 | 47 | 33.67 | 67 | 37.87 |
| 28 | 29.68 | 48 | 33.88 | 68 | 38.08 |
| 29 | 29.89 | 49 | 34.09 | 69 | 38.29 |
| 30 | 30.10 | 50 | 34.30 | 70 | 38.50 |
| 31 | 30.31 | 51 | 34.51 | 71 | 38.71 |
| 32 | 30.52 | 52 | 34.72 | 72 | 38.92 |
| 33 | 30.73 | 53 | 34.93 | 73 | 39.13 |
| 34 | 30.94 | 54 | 35.14 | 74 | 39.34 |
| 35 | 31.15 | 55 | 35.35 | 75 | 39.55 |
| 36 | 31.36 | 56 | 35.56 | 76 | 39.76 |
| 37 | 31.57 | 57 | 35.77 | 77 | 39.97 |
| 38 | 31.78 | 58 | 35.98 | 78 | 40.18 |
| 39 | 31.99 | 59 | 36.19 | 79 | 40.39 |
| 40 | 32.20 | 60 | 36.40 | 80 | 40.60 |

### ❸ その他の検査

　1次検査、2次検査で著しい肺機能障害の判定ができない時、その他の検査結果も含め総合的に判断して、健康診断結果証明書に記載する。

## 4　判定結果の記載法

　1次検査、2次検査、その他の検査（必須ではない）の結果から、F（－）、F（＋）、F（＋＋） と記載する。ただし、これらの判定は、単に基準値に当てはめるだけでなく、医師が総合的に判断する。

　F（－）：じん肺による肺機能障害がないと判断した場合
　F（＋）：じん肺による肺機能障害がありと判断した場合
　F（＋＋）：1次検査、2次検査、およびその他の検査（必須ではない）の結果等からじん肺による
　　　　　　著しい肺機能障害ありと総合的に医師が判断した場合

---

**F（＋）について**

F（＋）は、F（－）にもF（＋＋）にも該当しない場合とする（F（＋）については、その具体的基準が『じん肺診査ハンドブック』には記載されていない）。なお、F（＋）はじん肺管理区分には反映されない。

## 5 肺機能検査の際の注意点

❶ 肺機能検査は臨床的に安定した病態の時に測定する。

❷ 肺機能検査は立位あるいは座位で行う。

❸ 肺機能検査は被験者の努力依存性であるので、肺活量、1秒量、1秒率の測定は判定できる検査を少なくとも3回行い、最良の値を採用する。必ず、測定記録をみて判定する。

❹ 肺活量、1秒量の正常予測値は日本呼吸器学会が2001年に発表した式で求める。日本呼吸器学会から2015年に発表された新しい正常予測式は本書出版時点では採用されていない。

❺ 2次検査で動脈を穿刺時、痛みで息を止める患者がいるので、患者の呼吸状況を観察する。なお、息止めしてもAaDO$_2$は変わらない。

❻ 呼吸困難はいわゆるFletcher, Hugh-Jones分類を参考に作った質問票を使い判定する。現在、世界中で使われ、日本でも使われるようになった修正MRC息切れスケール質問票ではない。

**F(++)判定にあたって**
検査数値のみで判定するのではなく、検査が正確に行われているか(フロー・ボリューム曲線などの確認)、肺機能障害がじん肺によるものでよいのか(心不全など他疾患の影響がないか)も検討し、総合的に判断する。

**じん肺法と、石綿健康被害救済法や身体障害者福祉法での肺機能検査に関する相違点**
"じん肺法"では「肺機能障害」、「肺機能検査」というが、"石綿健康被害救済法"や"身体障害者福祉法"では「呼吸器機能障害」、「呼吸機能検査」という。
呼吸困難の判定はじん肺ではFletcher, Hugh-Jones分類を参考に作った質問票を使うが、石綿健康被害救済法や身体障害者福祉法では修正MRC息切れスケール質問票が使われる。
じん肺法による肺機能障害の判定基準(図3)と石綿健康被害救済法による呼吸機能障害の判定基準(図4)は異なるので注意する。

図4（参考）　石綿健康被害救済法による石綿肺またはびまん性胸膜肥厚の呼吸機能障害の判定の流れ

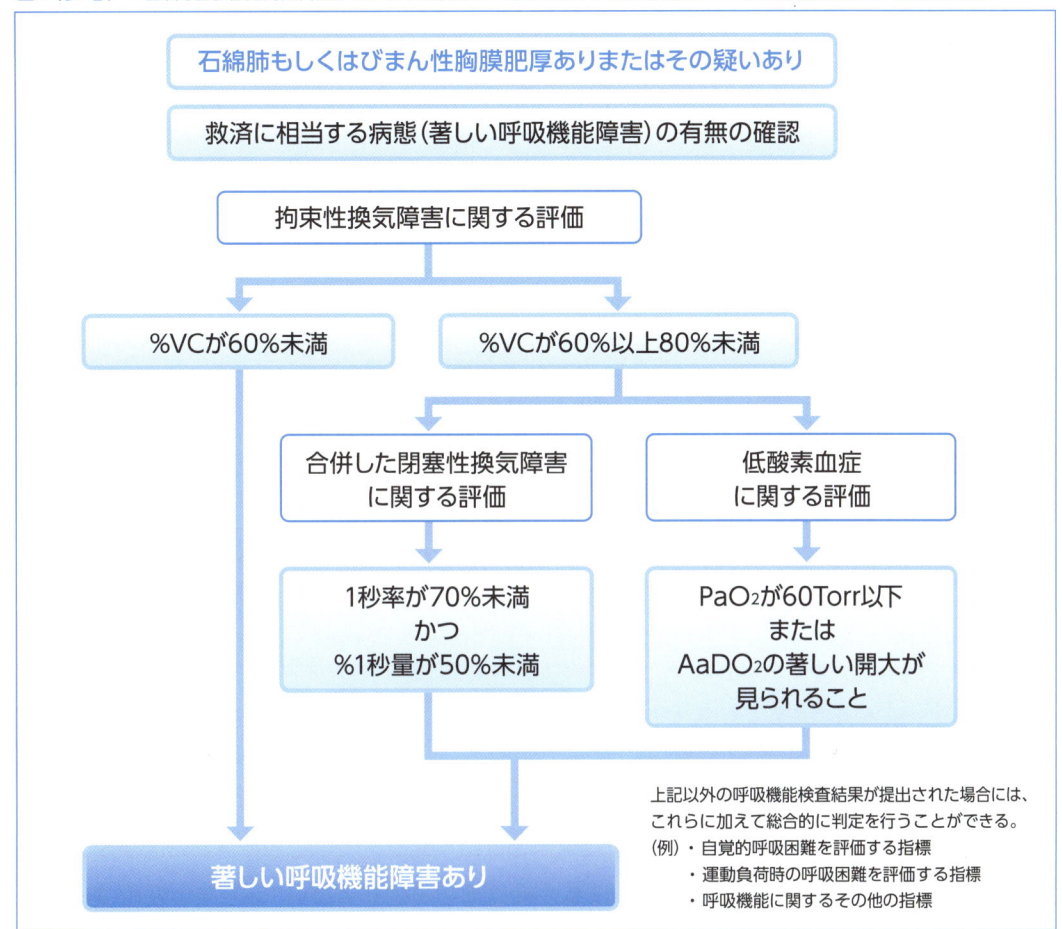

## 8　じん肺健康診断結果証明書の記載

　じん肺健康診断の結果については、「じん肺健康診断結果証明書」（じん肺法施行規則様式第3号）に記載する。

　以下にじん肺健康診断結果証明書の記載方法について、証明書の項目順に解説するとともに、本節末（43ページ）にまとめとして記載例を掲げた。

### 1　氏名、事業場等、じん肺の経過

❶「事業場」の欄は、現在も常時粉じん作業に従事する労働者の場合はその事業場について、過去に常時粉じん作業に従事する労働者であった場合は常時粉じん作業に従事した最終の事業場について記載する。

❷ 「初めてのじん肺有所見の診断」の欄には、次のいずれかによりじん肺の所見があると初めて診断された年を記入する。なお、正確な時期が不明な場合には、"○○年頃"と記入する。

| じん肺の経過 | | | | | | | |
|---|---|---|---|---|---|---|---|
| 初めてのじん肺有所見の診断 | | | | | 年 | | |
| 前 2 回 の 決 定 状 況 | 決定年月 | 年 月 | じん肺管理区分 | | | PR | F |
| | 決定年月 | 年 月 | じん肺管理区分 | | | PR | F |
| 決定年月 | じん肺管理区分 | PR | F | 決定年月 | じん肺管理区分 | P R | F |
| 年 月 | | | | 年 月 | | | |
| 年 月 | | | | 年 月 | | | |
| 年 月 | | | | 年 月 | | | |
| 年 月 | | | | 年 月 | | | |

　ア）じん肺健康診断、労働安全衛生法に基づく健康診断等の健康診断によりじん肺の所見があると診断された場合

　イ）都道府県労働局長よりじん肺にかかっているとの決定を受けた場合

　ウ）その他医師によりじん肺の所見があると診断された場合

❸ 「前2回の決定状況」の欄の「前2回」とは、様式のいわゆる固定部分（健康診断結果を記載する部分以外の部分）に新たに記載しようとする時点より前の2回をいうものであることに注意する。

## 2 既往歴

❶ 粉じん作業に従事する前の既往であっても、罹患時の年齢を記入する。

❷ 治癒と診断された後に再び同一疾患に罹患した場合には、再発と診断された時の年齢を記入する。

| 既 往 歴 | | | | |
|---|---|---|---|---|
| 肺 結 核 | 歳 | 心 臓 疾 患 | | |
| 胸 膜 炎 | 歳 | | | 歳 |
| 気 管 支 炎 | 歳 | その他の胸部疾患 | | |
| 気 管 支 拡 張 症 | 歳 | | | 歳 |
| 気 管 支 喘 息 | 歳 | | | 歳 |
| 肺 気 腫 | 歳 | | | 歳 |

❸ じん肺の合併症（じん肺法施行規則第1条に掲げる合併症）の要件に該当するか否かにかかわらず、罹患していると診断された場合は記入する。

❹ 「気管支炎」は咳、痰が持続するものをさし、いわゆる急性気管支炎は含めない。

❺ 「気管支喘息」は初めて罹患していると診断された時の年齢を記入するが、乳幼児期のものは含めない。

❻ 「心臓疾患」については、具体的な疾患名がわかる場合はその疾患名を、「その他の胸部疾患」については具体的な疾患名を記入する。

## 3 粉じん作業職歴

❶ 「粉じん作業職歴」の記載にあたっては、作業の内容を具体的に記載するとともに、末尾の（　　号）にじん肺法施行規則別表（17〜18ページ参照）に掲げる粉じん作業の号数を記入する。

❷ 「現在の事業場に来てから」の粉じん作業職歴の記載は、じん肺健康診断を実施するごとに、粉じん作業名、従事期間を追加して記入していく。

❸ 粉じん作業年数の「累計」は、「粉じん作業に従事した期間の合計」に、現在の事業場に来てからの粉じん作業従事年数を順次加算して記入する。

| 粉じん作業職歴 | | | | | |
|---|---|---|---|---|---|
| | 事業場名及び粉じん作業名 | | 期　間 | | 年　数 |
| 現在の事業場に来る前 | 事業場名<br>粉じん作業名 | （　　号） | 年月 から | 年月 まで | 年　　月 |
| | 事業場名<br>粉じん作業名 | （　　号） | 年月 から | 年月 まで | 年　　月 |
| | 事業場名<br>粉じん作業名 | （　　号） | 年月 から | 年月 まで | 年　　月 |
| | 事業場名<br>粉じん作業名 | （　　号） | 年月 から | 年月 まで | 年　　月 |
| | 事業場名<br>粉じん作業名 | （　　号） | 年月 から | 年月 まで | 年　　月 |
| | 事業場名<br>粉じん作業名 | （　　号） | 年月 から | 年月 まで | 年　　月 |
| | 粉じん作業に従事した期間の合計 | | | 年　　　　月 | |

| | 粉じん作業名 | | 期　間 | | 年　数 | 累　計 |
|---|---|---|---|---|---|---|
| 現在の事業場に来てから | | （　　号） | 年月 から | 年月 まで | 年　　月 | 年　　月 |
| | | （　　号） | 年月 から | 年月 まで | 年　　月 | 年　　月 |
| | | （　　号） | 年月 から | 年月 まで | 年　　月 | 年　　月 |
| | | （　　号） | 年月 から | 年月 まで | 年　　月 | 年　　月 |
| | | （　　号） | 年月 から | 年月 まで | 年　　月 | 年　　月 |
| | | （　　号） | 年月 から | 年月 まで | 年　　月 | 年　　月 |
| | | （　　号） | 年月 から | 年月 まで | 年　　月 | 年　　月 |

## 4　エックス線写真による検査

❶　撮影条件の「mAs」の欄は、可能な限り記載する。

❷　小陰影の区分について

　ア）「粒状影」と「不整形陰影」の欄のうち、区分の欄には粒状影または不整形陰影の型の区分をそれぞれの「区分」の欄に12階尺度で、両方の陰影が明

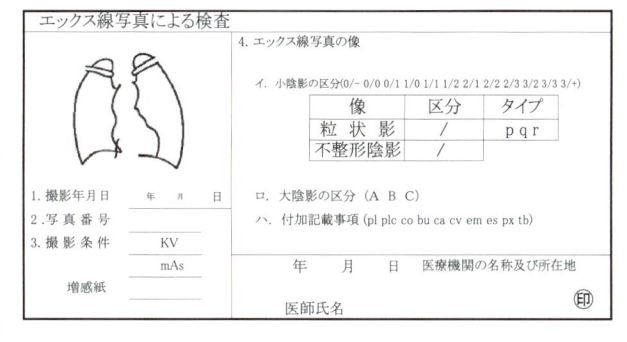

らかに認められる場合は、両方の「区分」の欄に12階尺度で記入する。

　イ）「粒状影」の場合には、陰影のタイプを区分し、「タイプ」の欄のp,q,rのいずれかを○で囲む。

　ウ）上記区分を行い、小陰影全体の型の区分を標準エックス線写真を用いて12階尺度により区分し、「小陰影区分」欄の（0/ － ,0/0,・・・・・,3/+）の該当する区分を○で囲む。

❸　大陰影の区分について

　ア）大陰影をAからCまで区分し、「大陰影の区分」の欄の該当するものを○で囲む。

　イ）小陰影が同時に存在する場合は「小陰影の区分」の欄にも該当する事項を記載する。

❹　「付加記載事項」の項目に該当するエックス線所見が認められる場合には、欄中の略号を○で囲む。

　（付加記載事項の記号の意味は本章第4節第3項❻（22ページ）のとおりである。）

## 5 胸部に関する臨床検査

❶ 自覚症状のうち、「呼吸困難」、「せき(咳)」、「たん(痰)」、「心悸亢進」については問診で得られた結果に基づき記入し、これら以外の胸部の訴えがある場合には「その他」の欄に具体的に記入する。

| 胸部に関する臨床検査 | | | | 年 月 日 医療機関の名称及び所在地 |
|---|---|---|---|---|
| 検査年月日 | | 年　　月　　日 | | |
| 自覚症状 | 呼吸困難 | ⅠⅡⅢⅣⅤ | 他覚所見 | チアノーゼ ＋ － |
| | せき | ＋ － | | ばち状指 ＋ － |
| | たん | ＋ － | | 副雑音 ＋ －(部位 ) |
| | 心悸亢進 | ＋ － | | 医師氏名 |
| | その他 | | | その他 |
| 喫煙歴 | なし、やめた、吸っている ( )本/日×( )年 ( ～ )歳 | | | ㊞ |

❷ 他覚所見のうち、「チアノーゼ」、「ばち状指」、「副雑音」の有無を記入し、ラ音等の副雑音が聴取される場合には"＋"を〇で囲み、聴取される部位を( )内に記入する。これら以外の所見が認められる場合には、「その他」の欄に記入する。

## 6 合併症に関する検査

| 合併症に関する検査 | | | | 肺結核以外の合併症に関する検査 | 結核菌 | たん | 塗抹 ＋ － | 滲出液 | 塗抹 ＋ － |
|---|---|---|---|---|---|---|---|---|---|
| 検査年月日 | | 年　月　日 | | | | | 培養 ＋ － | | 培養 ＋ － |
| 自覚症状 | | | | | | たん | 年 月 日 | 年 月 日 | 年 月 日 |
| 結核精密検査 | 結核菌 | 塗抹 ＋ － | | | | | 量 ｍℓ | | ｍℓ |
| | | 培養 ＋ － | | | | | 性状 | | |
| | エックス線特殊撮影 | 撮影法 ( ) | | | | 喀痰細胞診 | 年月日(初日) 年 月 日 | | |
| | | 所見 | | | | | 所見 | | |
| | | | | | | エックス線特殊撮影 | 年月日 年 月 日 | | |
| | 赤血球沈降速度 | 1時間値 mm | | | | | 撮影 法らせんCT、その他( ) | | |
| | | 2時間値 mm | | その他の所見 | | | 所見 | | |
| | ツベルクリン反応 | mm× mm | | | | | | | |
| 判定 | | 年 月 日 | | 医療機関の名称及び所在地 医師氏名 | | | | | ㊞ |

❶ 「自覚症状」の欄には咳、痰、胸痛、発熱等の自覚症状を具体的に記入する。

❷ 結核精密検査および肺結核以外の合併症に関する検査における「エックス線特殊撮影」の欄には、撮影法および所見の概略を記入する。

❸ 肺結核以外の合併症に関する検査における痰の検査を繰り返し行った場合には、その結果を第2欄に記入する。

❹ 「判定」の欄には、検査の結果罹患していると認められる疾患名を記載する。当該疾患が『じん肺診査ハンドブック』に記載されている「要療養」の判定基準に合致していると認められる時は、「要療養」と記載する。

## 7 肺機能検査

❶ 「年齢」の欄には、検査年月日における満年齢を記入する。

❷ 「身長」の欄には"m"単位で、「肺活量」、「努力肺活量」、「1秒量」の欄には"ℓ"単位で、それぞ

れ小数第2位まで記入する。

❸ 第2次検査の「採血の部位」の欄には、採血を行った動脈の名称を記載する。

❹ 第2次検査を第1次検査と別の日に行う場合には、第2次検査に先立って第1次検査を行うこととされているので、第1次検査の結果を「第1次検査」の欄の第2欄に記入する。

❺ 「判定」の欄の記載にあたっては、第1次検査および第2次検査の結果のほか、他の検査結果も参考にして総合的に判定を行い、F（－,＋,++）のいずれかを○で囲む。

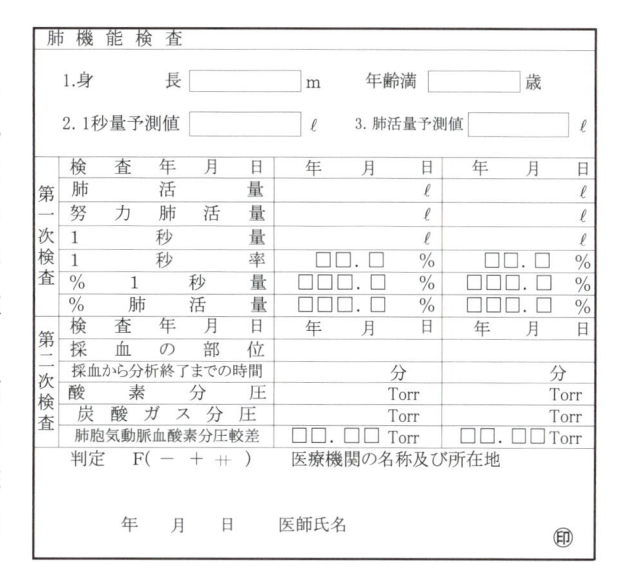

| 肺 機 能 検 査 | | | | | | |
|---|---|---|---|---|---|---|

1.身　　長 □ m　　年齢満 □ 歳

2.1秒量予測値 □ ℓ　　3.肺活量予測値 □ ℓ

| | 検　査　年　月　日 | 年　　月　　日 | | 年　　月　　日 | |
|---|---|---|---|---|---|
| 第一次検査 | 肺　　　活　　　量 | | ℓ | | ℓ |
| | 努　力　肺　活　量 | | ℓ | | ℓ |
| | 1　　　秒　　　量 | | ℓ | | ℓ |
| | 1　　　秒　　　率 | □□.□ | % | □□.□ | % |
| | ％　1　秒　量 | □□□.□ | % | □□□.□ | % |
| | ％　肺　活　量 | □□□.□ | % | □□□.□ | % |
| 第二次検査 | 検　査　年　月　日 | 年　　月　　日 | | 年　　月　　日 | |
| | 採　血　の　部　位 | | | | |
| | 採血から分析終了までの時間 | 分 | | 分 | |
| | 酸　素　分　圧 | Torr | | Torr | |
| | 炭　酸　ガ　ス　分　圧 | Torr | | Torr | |
| | 肺胞気動脈血酸素分圧較差 | □□.□□ Torr | | □□.□□ Torr | |

判定　F（ － ＋ ++ ）　　医療機関の名称及び所在地

　　　年　　月　　日　　医師氏名　　　　　　　　　　㊞

 **Notes** **肺機能検査の2次検査について**
『じん肺診査ハンドブック』ではガラス毛細管を用いた耳朶血採血の記載があるが、現在実臨床では行われていない。

## 8 医師意見

「医師意見」の欄には、諸検査の結果の判定等について意見がある場合に記載する。

例1： PR1でF（－）の場合は、「管理2に相当すると思われます」

例2： 「著しい肺機能障害を伴い管理4に相当すると思われます」

医師意見

医師氏名

 **Notes** **日付について**
じん肺健康診断の流れに沿って行うため、胸部エックス線撮影、胸部臨床検査、合併症に関する検査、肺機能検査の順に行う。同日に行うことは差支えないが、胸部エックス線撮影の日付が他の検査項目の日付よりも後にならないようにする。

**じん肺健康診断項目を省略することができる場合**

次に掲げる症状が認められる場合には、それぞれ各号の末尾に掲げる検査を省略して差し支えない。

(1) エックス線写真に一側の肺野の1/3を超える大きさの大陰影（じん肺によるものに限る。）があると認められた者は、「胸部に関する臨床検査」、「合併症に関する検査」および「肺機能検査」

(2) 「エックス線写真による検査」、「胸部に関する臨床検査」および「結核精密検査」や「肺結核以外の合併症に関する検査」の結果、じん肺の所見があり、かつ、「肺結核」、「結核性胸膜炎」、「続発性気管支炎」、「続発性気管支拡張症」、「続発性気胸」または「原発性肺がん」のいずれかの疾病にかかっていると診断された者は「肺機能検査」

(3) 「エックス線写真による検査」、および「胸部に関する臨床検査」の結果または「肺機能検査」の「第1次検査」の結果、著しい肺機能障害があると認められる者は、「肺機能検査」のうち、「第2次検査」

**PR4Cと判断した時の肺機能検査について**

PR4Cであれば、合併症の検査と肺機能検査を施行する必要はないが、地方じん肺診査医会でPR4Bと判定された場合は合併症の検査と肺機能検査が必要となるため、PR4Cと判断してもPR4Bの可能性がある場合は合併症に関する検査と肺機能検査を行い診断書に記載するほうが実際的である。

## 図5　じん肺健康診断結果証明書の記載例

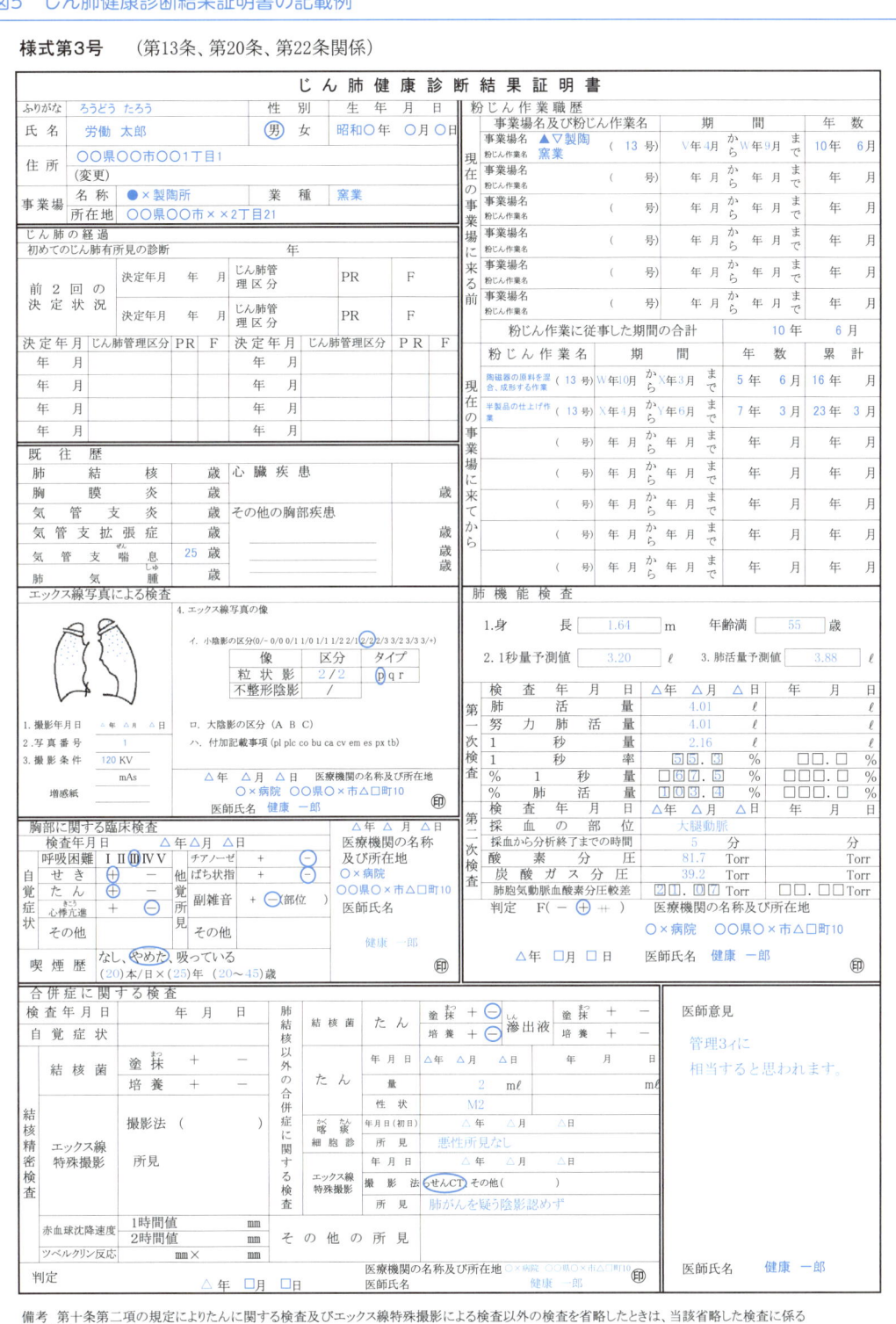

# Ⅲ じん肺の管理区分決定と事後措置

## 1 じん肺管理区分とは

じん肺管理区分（表1）は、基本的に粉じん作業従事者のじん肺予防のための作業内容の監督や指導、健康管理の指標となる分類である。

じん肺管理区分は、管理1、管理2、管理3イ、管理3ロ、管理4の5段階に分かれている。管理1はじん肺の所見がないという区分であるが、管理2以上はじん肺の所見があるということを示しており、数字が大きくなるに従い、じん肺が進行していることになる。

表1　じん肺管理区分（じん肺法第4条第2項）

| | | じん肺健康診断の結果 |
|---|---|---|
| 管理1 | | じん肺の所見がないと認められるもの |
| 管理2 | | エックス線写真の像が第1型で、じん肺による著しい肺機能の障害がないと認められるもの |
| 管理3 | イ | エックス線写真の像が第2型で、じん肺による著しい肺機能の障害がないと認められるもの |
| | ロ | エックス線写真の像が第3型又は第4型（大陰影の大きさが一側の肺野の3分の1以下のものに限る。）で、じん肺による著しい肺機能の障害がないと認められるもの |
| 管理4 | | (1) エックス線写真の像が第4型（大陰影の大きさが一側の肺野の3分の1を超えるものに限る。）と認められるもの<br>(2) エックス線写真の像が第1型、第2型、第3型又は第4型（大陰影の大きさが一側の肺野の3分の1以下のものに限る。）で、じん肺による著しい肺機能の障害があると認められるもの |

**管理1に関して**

じん肺法では、管理1は「じん肺の所見がないと認められるもの」との記載であるが、正確にはPR1/0に至らない軽微なじん肺所見を有する者もここに含まれる。

## 2 じん肺管理区分の決定申請について

### 1 事業者によるエックス線写真等の提出（じん肺法第12条）

事業者はじん肺健康診断を行った時、または労働者よりエックス線写真およびじん肺健康診断の結果を証明する書面が提出された時は、じん肺の所見があると診断された労働者について、当該エックス線写真およびじん肺健康診断の結果を証明する書面その他厚生労働省令で定める書面を都道府県労働局長に提出しなければならない。

### 2 随時申請（じん肺法第15条、第16条）

常時粉じん作業に従事する労働者または常時粉じん作業に従事する労働者であった者は、いつでもじん肺健康診断を受けて、都道府県労働局長にじん肺管理区分を決定すべきことを申請することができる。

事業者は、いつでも常時粉じん作業に従事する労働者または常時粉じん作業に従事する労働者であった者について、じん肺健康診断を行い、都道府県労働局長にじん肺管理区分を決定すべきことを申請することができる。

申請先と必要な書類は下記の通りである。

表2 管理区分決定申請における申請先と必要書類

| | 申請先 | 必要な書類 |
|---|---|---|
| 上記1の場合 | 当該作業場の属する事業場の所在地を管轄する都道府県労働局労働基準部健康課又は健康安全課 | (1) エックス線写真等の提出書（様式第2号）<br>(2) じん肺健康診断結果証明書（様式第3号）<br>(3) エックス線写真（直接撮影による胸部全域の写真） |
| 上記2の場合 | ・現在常時従事している又は常時従事していたがまだ作業場を退職していない場合<br>当該作業場の属する事業場の所在地を管轄する都道府県労働局労働基準部健康課又は健康安全課<br><br>・事業場を退職した場合<br>決定を受ける者の住所を管轄する都道府県労働局労働基準部健康課又は健康安全課 | (1) じん肺管理区分決定申請書（様式第6号）<br>(2) じん肺健康診断結果証明書（様式第3号）<br>(3) エックス線写真（直接撮影による胸部全域の写真）<br>(4) 会社の倒産、廃止等により事業者証明が得られない場合、当時の上司又は同僚、部下であった者の証明書（職歴（粉じん作業歴）証明書）（じん肺の健康管理手帳の交付を受けている方又は以前にじん肺管理区分の決定を受けたことのある方は、証明を省略できる。）<br>(5) じん肺健康診断の結果を証明する書面に職歴の記載がない場合、職歴（粉じん作業歴）申立書 |

注）提出書類については変更になる場合もありますので、事前に都道府県労働局労働基準部健康課または健康安全課にお問い合わせください。

## 3 じん肺管理区分決定までの流れ (図1、図2)

図1　じん肺管理区分決定の流れ

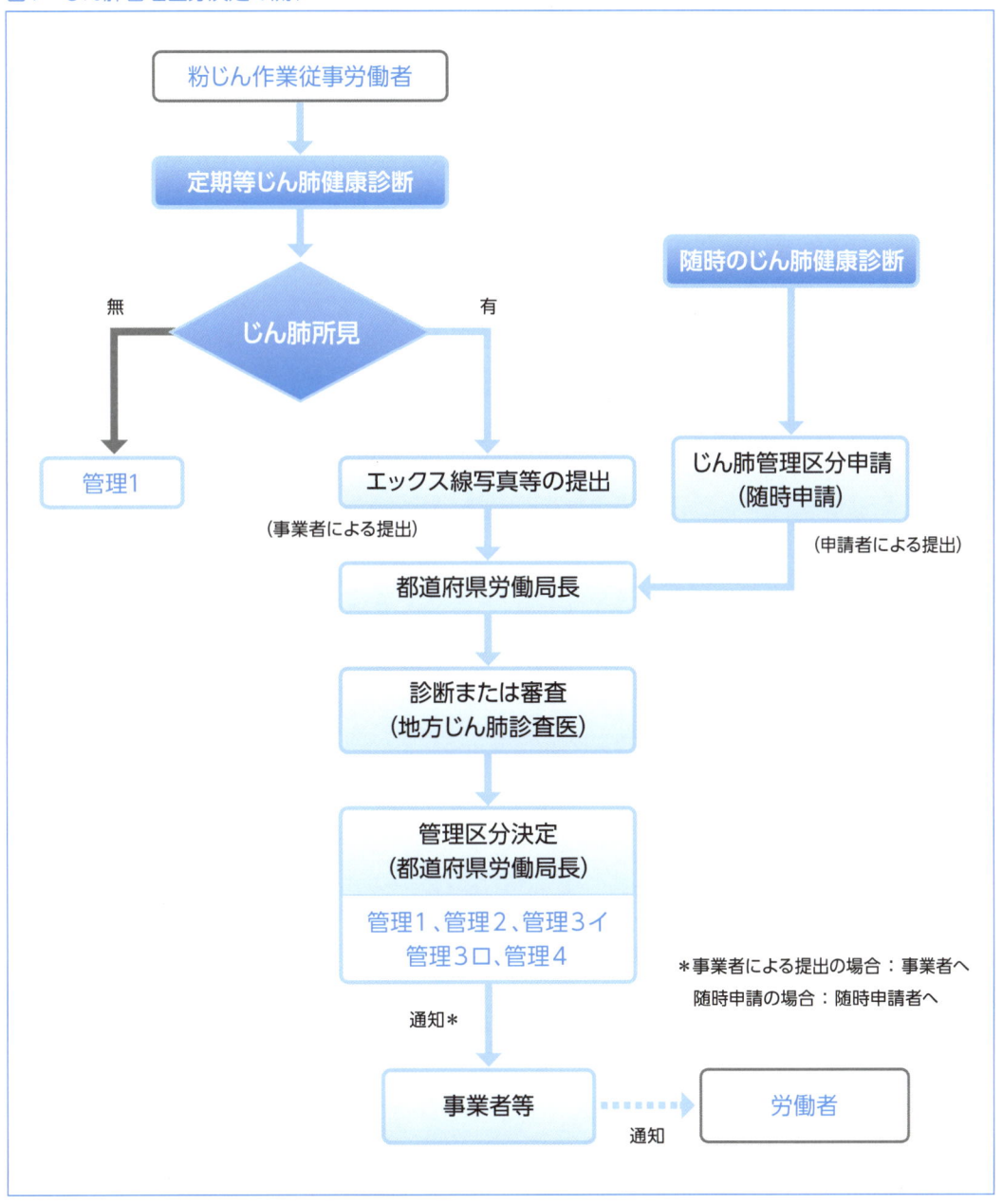

（『労働衛生のしおり』（平成27年度）p115・図21より引用、一部改変）

**図2　じん肺診査医によるじん肺管理区分決定の手順**

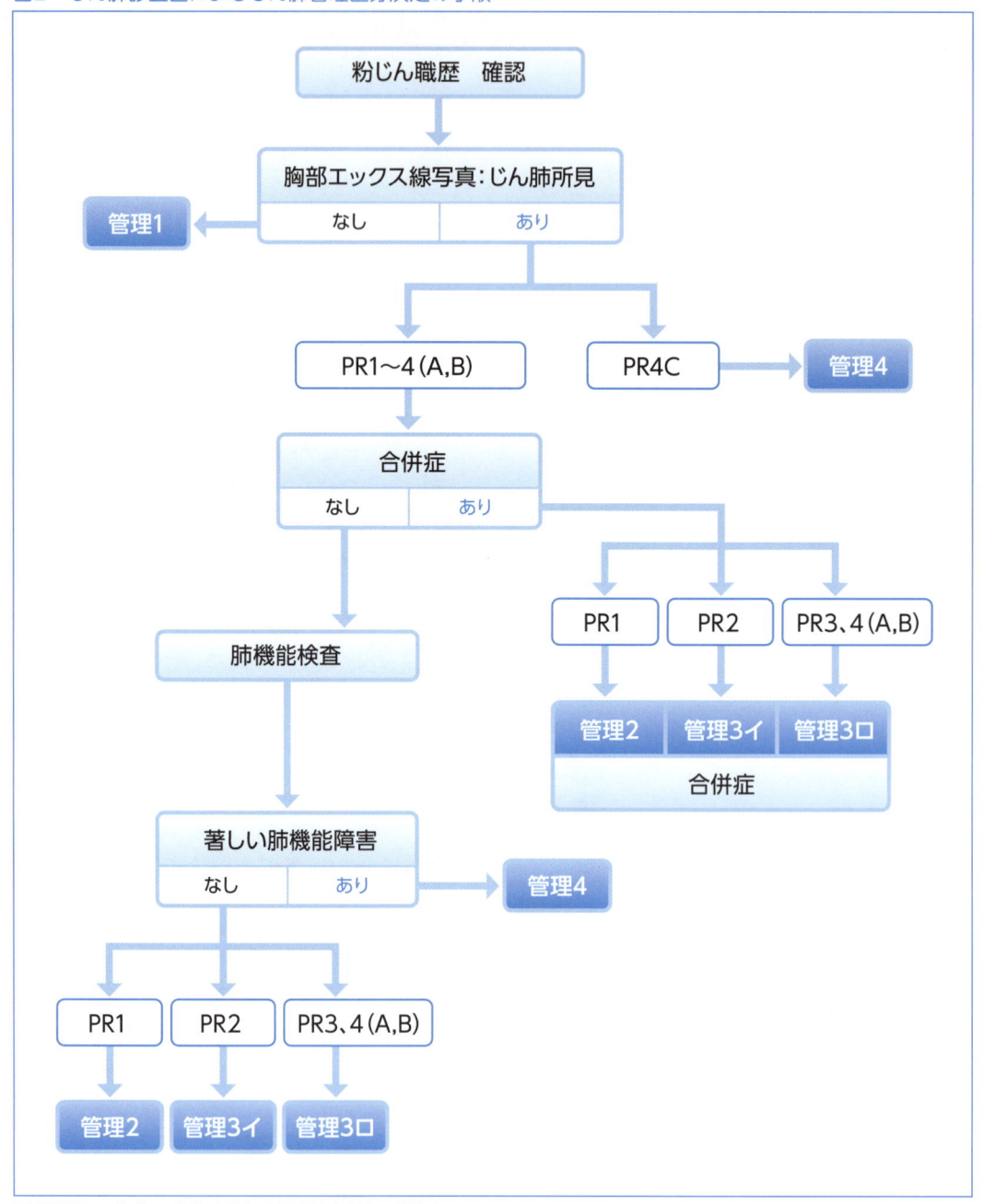

（産業保健ハンドブックⅣ『じん肺』p104・図4-8より、一部改変）

　都道府県労働局長はエックス線写真およびじん肺健康診断の結果を証明する書面その他厚生労働省令で定める書面が提出された時は、これらを基礎として、地方じん肺診査医の診断または審査により、当該労働者の管理区分を決定する。

　地方じん肺診査医によるじん肺管理区分決定の手順は、以下のとおりである。

❶ まず最初に「職歴の調査」が行われる。

❷ ❶により粉じん作業に関する職歴が確認されると、次に「胸部エックス線写真上にじん肺所見があるかどうか」が確認される。じん肺所見を認めなければ管理1となる。大陰影が見られ、じん肺エックス線写真像の分類4C型に該当した場合は直ちに管理4と判定される。それ以外の例では胸部エックス線写真の小陰影の密度や大陰影の大きさによってじん肺胸部エックス線写真分類の第1型から4B型のどれかに区分される。

❸ 続いて「合併症がないかどうか」が調べられる。合併症はじん肺法上現在6疾患（肺結核、結核性胸膜炎、続発性気管支炎、続発性気管支拡張症、続発性気胸、原発性肺がん）が認められているが、その診断には胸部エックス線写真のほかに、胸部CTや喀痰検査の結果などを総合的に検討して判断される。審査の結果合併症があると判断された者は、直ちに要療養と認定され、労災補償が受けられる。

❹ 合併症がない者は、次に肺機能1次検査が実施される。じん肺による著しい肺機能障害があると判定されたF(++)の者は管理4に認定される。F(++)ではないが、％肺活量が60％以上で80％未満の場合、1秒率が70％未満かつ％1秒量が50％以上で80％未満、呼吸困難度が第Ⅲ度以上、胸部エックス線写真分類が第3型または第4型(A、B)と診断された者は、2次検査に進む。2次検査は動脈血ガス測定が行われ、動脈血酸素分圧が60Torr以下、または、肺胞気・動脈血酸素分圧較差(AaDO$_2$)が限界値を超える場合は諸検査の結果と合わせてF(++)と判定され、同じく管理4に認定される。

　なお、提出されたじん肺作業歴の調査や胸部エックス線写真などの検査結果のみでは適正なじん肺管理区分の決定ができない場合には、都道府県労働局長が再検査または検査項目を追加して行うように命じる場合がある。

　じん肺の管理区分の決定がなされると、その結果は都道府県労働局長から事業者に「じん肺管理区分決定通知書」（様式第4号、69ページ）により通知され、さらに事業者から当該労働者に「じん肺管理区分等通知書」（様式第5号、70ページ）により通知される。随時申請における管理区分決定の通知は、直接申請者に伝えられる（じん肺法第14条、じん肺法施行規則第16条・17条）。

　上述のように、じん肺の管理区分の"決定"は地方じん肺診査医の審査に基づき都道府県労働局長によりなされるものであり、じん肺健康診断を実施した医師の"判定"とは異なることもある。

---

**胸部エックス線写真などの保存期間**

事業者は、じん肺健康診断に関する記録とじん肺健康診断に係るエックス線写真を7年間保存しなければならない、とじん肺法第17条第2項に記載されている。

ちなみに一般健診では5年、放射線・特定化学物質の一部では30年、石綿は40年の保存期間となっている。

> **Notes**
> **不服申立てについて（じん肺法第18条、19条）**
> 管理区分決定に不服のある者は、決定があったことを知った日の翌日から起算して、60日以内に厚生労働大臣に対して、審査請求をすることができ、中央じん肺診査医の診断または審査をうけることになる。
> 手続きの窓口は、じん肺管理区分の決定通知を発出した都道府県労働局労働基準部の健康課または健康安全課となる。

## 4 健康管理のための措置

じん肺健康診断を行った結果、管理区分が2以上の労働者については、就業上の措置が定められている。

### 1 粉じんばく露の低減措置（じん肺法第20条の3）

じん肺管理区分が管理2または管理3イと決定された労働者については、粉じんにさらされる程度を低減させるため、同じ粉じん作業であっても粉じん濃度のより低い作業場所への移動（変更）、粉じん作業に従事する作業時間の短縮等の適切な措置をとるように努力すべきことを事業者に義務付けている。

### 2 作業転換（じん肺法第21条〜第22条）

作業の転換とは、労働者を、粉じん作業から粉じん作業以外の作業に転換することをいい、じん肺のより以上の進展を防止するためには、最も効果的な措置であるといえる。しかし、作業の転換は、長年従事してきた作業を離れることに伴う種々の社会的因子があり、労使の十分な協議、理解が不可欠である。

作業転換はじん肺管理区分に応じて次のような3段階がある。

#### ❶ 作業転換の勧奨

都道府県労働局長は、じん肺管理区分が管理3イである労働者が現に常時粉じん作業に従事している時には、事業者に対してその労働者を粉じん作業以外の作業に従事するように勧奨することができる。

#### ❷ 努力義務による作業転換の促進

事業者は前記❶の規定による勧奨を受けた時、またはじん肺管理区分が管理3ロである労働者が現に常時粉じん作業に従事している時には、その労働者を粉じん作業以外の作業に常時従事させるように努めなければならない。

### ❸ 作業転換の指示

　都道府県労働局長は、じん肺管理区分が管理3ロの労働者が現に常時粉じん作業に従事している場合において、地方じん肺診査医の意見により、その労働者の健康を保持するため必要があると認める時は、事業者に対してその者を粉じん作業以外の作業に常時従事させるべきことを指示することができる。

　なお、作業転換を行った場合には、事業者はその労働者に対し、所定の転換手当を支払う必要がある。

## 3　療 養（じん肺法第23条）

　じん肺管理区分が管理4と決定された者およびじん肺管理区分が管理2または管理3で合併症にかかっていると認められる者は療養を要するものとする。

　療養には休業して治療を受ける場合と就業しながら治療を受ける場合とがあり、治療を行う医師の判断にゆだねられる。

　これらのじん肺管理区分に対応した健康管理の措置を整理すると、下記（図3）のようになる。

**図3　じん肺管理区分に基づく就業上の措置**

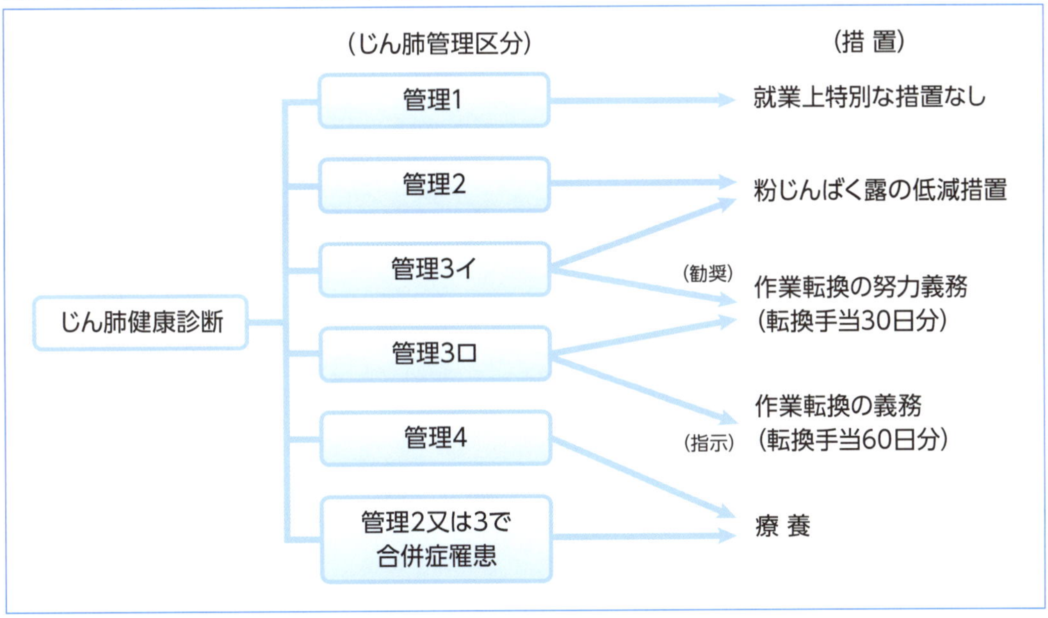

（『じん肺診査ハンドブック』p119より引用、一部改変）

【 参考文献 】
1) Ⅲ 健康管理のための措置. じん肺診査ハンドブック. 労働省安全衛生部労働衛生課編.東京:中央労働災害防止協会:1978; 109-120
2) 中野郁夫、石井義脩. 第Ⅳ章じん肺の予防と管理　(10)じん肺管理区分とその管理の実際, (11)記録の作成と都道府県労働局への提出等, (12)じん肺健康診断の結果等の通知, (13)事後措置のすすめ方. 産業保健ハンドブックⅣじん肺－臨床・予防管理・補償のすべて－(第2版). 東京:財団法人産業医学振興財団:2007;103-115
3) 労働衛生のしおり 平成27年度版. 東京:中央労働災害防止協会:2015;115 - 116

# Ⅳ 健康管理手帳の交付と健康診断

## 1 健康管理手帳の交付業務対象と交付要件

　じん肺法では、粉じん職場で働く労働者にじん肺健康診断を行うことを会社に義務付けているが、退職後の継続的な健康診断に関する規定はない。

　健康管理手帳は、粉じん作業、石綿の取扱いの業務など、がんおよびじん肺その他重度の健康障害を発生させるおそれのある業務のうち、労働安全衛生法施行令第23条各号に該当する業務に従事し、以下の交付要件に該当する労働者が離職の際または離職後に都道府県労働局長に申請すると、審査を経て交付される。

| | 対象となる業務 | 交付要件 |
|---|---|---|
| じん肺健康管理手帳 | 粉じん作業（じん肺法第2条第1項第3号に規定する粉じん作業）に係る業務 | じん肺法の規定により決定されたじん肺管理区分が管理2又は管理3であること。 |
| 石綿健康管理手帳 | 石綿（これをその重量の0.1パーセントを超えて含有する製剤その他の物を含む）の製造又は取扱い業務（直接業務）及びそれらに伴い石綿の粉じんを発散する場所における業務（周辺業務） | （1）両肺野に石綿による不整形陰影があり、又は石綿による胸膜肥厚があること。（直接業務および周辺業務が対象）<br><br>（2）下記作業に1年以上従事していた方。（ただし、初めて石綿の粉じんにばく露した日から10年以上経過していること。）（直接業務のみが対象）<br>● 石綿の製造作業<br>● 石綿が使用されている保温材、耐火被覆材等の張付け、補修若しくは除去の作業<br>● 石綿の吹付け作業又は石綿が吹き付けられた建築物、工作物等の解体、破砕等の作業<br><br>（3）（2）の作業以外の石綿を取り扱う作業に10年以上従事していた方。（直接業務のみが対象） |

## 2 申請手続き

　健康管理手帳の交付は、本人が都道府県労働局長に対して申請する。交付申請は、「健康管理手帳交付申請書」（様式第7号、75ページ）および「従事歴申告書」（様式第1号、71ページ）に事業者による「従事歴証明書」（様式第2号、72ページ）を添えて個人で直接、所轄都道府県労働局の健康安全課または健康課に行う。

　その際、申請者が離職時に交付要件を満たしている場合は、事業場の所在地を管轄する都道府県労働局に、離職後に初めて交付要件を満たすこととなった場合は申請者の住居地を管轄する都道府県労働局に申請する。

## 3 健康管理手帳による健康診断の受診

　健康管理手帳の交付を受けると、定められた項目による健康診断を決まった時期に、じん肺の健康管理手帳については年1回、石綿健康管理手帳については年2回、指定された医療機関または健康診断機関で、無料で受診できる。

　健診項目は、管理2の者は粉じん作業についての職歴の調査およびエックス線写真（直接撮影）による検査を行い、医師が必要と認める場合は胸部らせんCT検査および喀痰細胞診が追加される。管理3の者にはエックス線写真に加え胸部に関する臨床検査および肺機能検査が行われる。

　石綿健康管理手帳に基づく健康診断においては、一次健診として業務の経歴の調査、石綿による咳・痰・息切れ・胸痛等の他覚症状または自覚症状の既往歴の有無の検査、咳・痰・息切れ・胸痛等の他覚症状または自覚症状の有無の検査、胸部エックス線直接撮影による検査が行われ、この一次健診の結果、医師が必要と認めるものについては、特殊なエックス線撮影による検査（胸部CT）、喀痰細胞診または気管支鏡検査が行われる。

じん肺法では、じん肺の一種として石綿肺も含めているため、石綿も他の鉱物性粉じんもまったく同じ扱いでじん肺健康診断の実施を規定している。石綿健康診断の実施は、もともと労働安全衛生法に基づく特定化学物質等障害予防規則に定められ、その後特定化学物質等障害予防規則の中の石綿に関する部分が独立・強化されて石綿障害予防規則となった。それに伴い石綿健康診断に関する規定も、特定化学物質等障害予防規則から石綿障害予防規則へ移った。
　そのため、石綿作業に従事した者でじん肺に関する健康管理手帳の交付要件を満たす場合は石綿とじん肺両方の健康管理手帳の交付を受けることができる。
　石綿健康診断とじん肺健康診断は制度的にはまったく別物であり、その両方に該当する労働者は、両方の健康診断を受けることとなる。ただしそれぞれ別の日に実施しなければならないという規定はないので、両方の健康診断を一度で実施することは可能である。

# V じん肺の労災補償

## 1 じん肺症等の業務上疾病の範囲

### 1 業務上疾病の範囲

　業務上疾病の範囲は表のように定められている（労働基準法施行規則 別表第1の2）。

　この表の第二号の13、第三号の5、第四号の9、第六号の5、第7号の21、第十一号に示されているように、業務に起因するすべての疾病が、補償の対象となるよう構成されている。

### 2 粉じん作業等に関連する業務上疾病

　粉じん作業等に関連する業務上疾病としては、以下の疾病がある（表中の下線部分）。

❶ じん肺症：第五号

❷ じん肺の合併症（肺結核、結核性胸膜炎、続発性気管支炎、続発性気管支拡張症、続発性気胸、原発性肺がん）：第五号

❸ 石綿による肺がん又は中皮腫：第七号の8

❹ 石綿関連疾患として認定基準に掲げられた疾病（良性石綿胸水、びまん性胸膜肥厚）：第四号の7

表　法の規定による業務上疾病（労働基準法施行規則 別表第1の2）

| |
| --- |
| 一　業務上の負傷に起因する疾病 |
| 二　物理的因子による次に掲げる疾病 |
| 1　紫外線にさらされる業務による前眼部疾患又は皮膚疾患 |
| 2　赤外線にさらされる業務による網膜火傷、白内障等の眼疾患又は皮膚疾患 |
| 3　レーザー光線にさらされる業務による網膜火傷等の眼疾患又は皮膚疾患 |
| 4　マイクロ波にさらされる業務による白内障等の眼疾患 |
| 5　電離放射線にさらされる業務による急性放射線症、皮膚潰瘍等の放射線皮膚障害、白内障等の放射線眼疾患、放射線肺炎、再生不良性貧血等の造血器障害、骨壊死その他の放射線障害 |
| 6　高圧室内作業又は潜水作業に係る業務による潜函病又は潜水病 |
| 7　気圧の低い場所における業務による高山病又は航空減圧症 |
| 8　暑熱な場所における業務による熱中症 |
| 9　高熱物体を取り扱う業務による熱傷 |

10　寒冷な場所における業務又は低温物体を取り扱う業務による凍傷

11　著しい騒音を発する場所における業務による難聴等の耳の疾患

12　超音波にさらされる業務による手指等の組織壊死

13　1から12までに掲げるもののほか、これらの疾病に付随する疾病その他物理的因子にさらされる業務に起因することの明らかな疾病

三　身体に過度の負担のかかる作業態様に起因する次に掲げる疾病

1　重激な業務による筋肉、腱、骨若しくは関節の疾患又は内臓脱

2　重量物を取り扱う業務、腰部に過度の負担を与える不自然な作業姿勢により行う業務その他腰部に過度の負担のかかる業務による腰痛

3　さく岩機、鋲打ち機、チェーンソー等の機械器具の使用により身体に振動を与える業務による手指、前腕等の末梢循環障害、末梢神経障害又は運動器障害

4　電子計算機への入力を反復して行う業務その他上肢に過度の負担のかかる業務による後頭部、頸部、肩甲帯、上腕、前腕又は手指の運動器障害

5　1から4までに掲げるもののほか、これらの疾病に付随する疾病その他身体に過度の負担のかかる作業態様の業務に起因することの明らかな疾病

四　化学物質等による次に掲げる疾病

1　厚生労働大臣の指定する単体たる化学物質及び化合物（合金を含む。）にさらされる業務による疾病であつて、厚生労働大臣が定めるもの

2　弗素樹脂、塩化ビニル樹脂、アクリル樹脂等の合成樹脂の熱分解生成物にさらされる業務による眼粘膜の炎症又は気道粘膜の炎症等の呼吸器疾患

3　すす、鉱物油、うるし、テレビン油、タール、セメント、アミン系の樹脂硬化剤等にさらされる業務による皮膚疾患

4　蛋白分解酵素にさらされる業務による皮膚炎、結膜炎又は鼻炎、気管支喘息等の呼吸器疾患

5　木材の粉じん、獣毛のじんあい等を飛散する場所における業務又は抗生物質等にさらされる業務によるアレルギー性の鼻炎、気管支喘息等の呼吸器疾患

6　落綿等の粉じんを飛散する場所における業務による呼吸器疾患

7　<u>石綿にさらされる業務による良性石綿胸水又はびまん性胸膜肥厚</u>

8　空気中の酸素濃度の低い場所における業務による酸素欠乏症

9　1から8までに掲げるもののほか、これらの疾病に付随する疾病その他化学物質等にさらされる業務に起因することの明らかな疾病

五　<u>粉じんを飛散する場所における業務によるじん肺症又はじん肺法（昭和35年法律第30号）に規定するじん肺と合併したじん肺法施行規則（昭和35年労働省令第6号）第1条各号に掲げる疾病</u>

六　細菌、ウイルス等の病原体による次に掲げる疾病

1　患者の診療若しくは看護の業務、介護の業務又は研究その他の目的で病原体を取り扱う業務による伝染性疾患

2　動物若しくはその死体、獣毛、革その他動物性の物又はぼろ等の古物を取り扱う業務によるブルセラ症、炭疽病等の伝染性疾患

3　湿潤地における業務によるワイル病等のレプトスピラ症

4　屋外における業務による恙虫病

5　1から4までに掲げるもののほか、これらの疾病に付随する疾病その他細菌、ウイルス等の病原体にさらされる業務に起因することの明らかな疾病

七　がん原性物質若しくはがん原性因子又はがん原性工程における業務による次に掲げる疾病

1　ベンジジンにさらされる業務による尿路系腫瘍

2　ベーターナフチルアミンにさらされる業務による尿路系腫瘍

3　四―アミノジフェニルにさらされる業務による尿路系腫瘍

4　四―ニトロジフェニルにさらされる業務による尿路系腫瘍

5　ビス（クロロメチル）エーテルにさらされる業務による肺がん

6　ベリリウムにさらされる業務による肺がん

7　ベンゾトリクロライドにさらされる業務による肺がん

8　石綿にさらされる業務による肺がん又は中皮腫

9　ベンゼンにさらされる業務による白血病

10　塩化ビニルにさらされる業務による肝血管肉腫又は肝細胞がん

11　一・二―ジクロロプロパンにさらされる業務による胆管がん

12　ジクロロメタンにさらされる業務による胆管がん

13　電離放射線にさらされる業務による白血病、肺がん、皮膚がん、骨肉腫、甲状腺がん、多発性骨髄腫又は非ホジキンリンパ腫

14　オーラミンを製造する工程における業務による尿路系腫瘍

15　マゼンタを製造する工程における業務による尿路系腫瘍

16　コークス又は発生炉ガスを製造する工程における業務による肺がん

17　クロム酸塩又は重クロム酸塩を製造する工程における業務による肺がん又は上気道のがん

18　ニッケルの製錬又は精錬を行う工程における業務による肺がん又は上気道のがん

19　砒素を含有する鉱石を原料として金属の製錬若しくは精錬を行う工程又は無機砒素化合物を製造する工程における業務による肺がん又は皮膚がん

20　すす、鉱物油、タール、ピッチ、アスファルト又はパラフィンにさらされる業務による皮膚がん

21　１から20までに掲げるもののほか、これらの疾病に付随する疾病その他がん原性物質若しくはがん原性因子にさらされる業務又はがん原性工程における業務に起因することの明らかな疾病

八　長期間にわたる長時間の業務その他血管病変等を著しく増悪させる業務による脳出、くも膜下出血、脳梗塞、高血圧性脳症、心筋梗塞、狭心症、心停止（心臓性突然死を含む。）若しくは解離性大動脈瘤又はこれらの疾病に付随する疾病

九　人の生命にかかわる事故への遭遇その他心理的に過度の負担を与える事象を伴う業務による精神及び行動の障害又はこれに付随する疾病

十　前各号に掲げるもののほか、厚生労働大臣の指定する疾病

十一その他業務に起因することの明らかな疾病

（参考：労働基準法施行規則の一部を改正する省令の施行等について（平成22年5月7日基発0507第3号）
　　　https://www.jaish.gr.jp/anzen/hor/hombun/hor1-51/hor1-51-67-1-0.htm

## 2　じん肺症等の労災認定と手続きの基本

### 1　労災認定

　業務上の死傷病が発生し、被災労働者、遺族または葬祭を行う者が労災保険給付支給を、所轄労働基準監督署長に請求した場合に、所轄労働基準監督署長は一定の調査を行う。その結果、業務上の死傷病であると判断した場合は、保険給付の「支給決定」を行う。これを一般に「労災認定」と称している。

## 2 労災認定の基本的要件

業務上の疾病であるとして請求された事例については、粉じんばく露の事実の確認と、業務上疾病の診断によって判断される。すなわち、以下の2つが労災と認定されるための基本的な要件である。

❶ 業務上疾病を発病するに足る有害要因に、業務に従事することによりばく露していること
❷ 当該有害要因によって発病する業務上疾病に罹患していること

> **労災認定の基本的要件**
> 基本的要件には、上記のほかに、被災者が労働者として雇用されていたこと、または労災保険の特別加入者であること等が含まれる。

> **特別加入とは**
> 一人親方が自分に掛ける労災保険のことを特別加入という。労働者の場合の労災保険料は使用者が支払いをする。
> 特別加入者は労災補償の対象になるが、じん肺健康診断、健康管理手帳健診の制度の対象にはならない。

## 3 労災認定申請手続きの基本（管理区分4の者および管理区分未決で合併症罹患者の場合）

じん肺管理区分が管理区分4と診断された者、およびこれまで管理区分の決定を受けていない者で、合併症に罹患していると診断された者による労災保険の給付の請求手続きには、以下のものがある。

❶ 現在も粉じん職場の労働者の場合、ないしは粉じん作業からは離れたが、同じ会社で勤務している労働者の場合
　　ア）事業者は、胸部単純エックス線写真およびじん肺健康診断の結果を証明する書面等を、都道府県労働局長へ提出しなければならない。
　　イ）労働者は、いつでも、都道府県労働局長に労災認定の申請をすることができる（随時申請）。その場合、エックス線写真および「じん肺健康診断結果証明書」（様式第3号、65ページ）、粉じん職歴を証明する書面（「じん肺管理区分決定申請書」（様式第6号、66ページ）を添えなければならない。

❷ 現在は粉じん職場を退職している元労働者の場合
　　労働者は、いつでも、都道府県労働局長に労災認定の申請をすることができる（随時申請）。その場合、エックス線写真および「じん肺健康診断結果証明書」、粉じん職歴を証明する書面（「じん肺管理区分決定申請書」、あるいは「在職証明書」（67ページ）を添えなければならない。診断した医療機関で、これらの資料がなかったり、正確な指導が困難な場合は、エックス線

写真および「じん肺健康診断結果証明書」を元労働者に渡し、当該労働基準監督署を訪れるよう指導する。

**在職証明書**

勤務していた会社が廃止等されたため、会社からの粉じん職場の在職証明を得られない場合は、当時の上司または同僚、部下であった者の証明を得て、在職証明書を作成し、じん肺管理区分決定申請書に代えることができる。これも作成できない場合は、理由を添えて、労働局に申立書(68ページ)を提出することになる。また在職を証明するその他の手段として、年金事務所で「社会保険」の記録を打ち出してもらう方法もある。

❸ その他の場合

ア) 労働者が既に死亡、または重篤な疾病に罹患しているなどにより、随時申請を行うことが不可能もしくは著しく困難である者については、じん肺の進展の程度の判断に必要な資料等を可能な範囲で収集し、地方じん肺診査医あるいは労災医員の意見に基づいて、業務上であるかどうかが判断される。

イ) 事業主として、労働者または労働者災害補償保険法に規定する特別加入者として粉じん作業に従事した期間以外の粉じんばく露期間を有する者の労災認定は、以下の点に基づいて取り扱うこととなっている。

　　a) 扱った粉じんの種類に明らかな差異が認められないこと

　　b) 粉じん濃度に明らかな差異が認められないこと

　　c) 労働者としての粉じん作業従事期間が、事業主としての粉じん作業従事期間より、明らかに長いと認められること(明らかとは、3年以上の差を有する場合をいう)

**労働者としての粉じんばく露期間と、事業主としてのばく露期間・作業内容等が上記に該当しない場合**

上記のa)～c)に該当しない場合は、従事した粉じん作業の内容、粉じんの種類、気中粉じん濃度、作業の方法、粉じん作業従事期間、1日の粉じん作業時間等の調査およびじん肺の経過等に関する地方じん肺診査医等の意見聴取を行った上で、総合的に判断される。

**4　労災認定申請手続きの基本**(管理区分2ないし3で合併症罹患者の場合)

すでに管理区分2ないしは3の決定を受けている者で、合併症に罹患していると診断された者による労災保険の給付の請求手続きには、以下のものがある。

❶ 現在も粉じん職場の労働者の場合、ないしは粉じん作業からは離れたが、同じ会社で勤務している労働者の場合

事業者は、胸部単純エックス線写真およびじん肺健康診断の結果を証明する書面等を、当該労働基準監督署長へ提出しなければならない。

### ❷ 現在は粉じん職場を退職している元労働者の場合

労働者は、いつでも、当該労働基準監督署長に労災認定の申請をすることができる（随時申請）。その場合、エックス線写真および「じん肺健康診断結果証明書」、じん肺健康管理手帳を添えなければならない。

---

**管理区分の変更を伴う、合併症の労災認定**

この場合の労災認定申請は、上記❸労災認定申請の手続きの基本（管理区分4の者および管理区分未決で合併症罹患者の場合）と同様に、必要な書面類を都道府県労働局長に提出する。

---

**労災申請の仕方**

労災補償の対象と思われた際は、治療費もしくは休業の請求を行う。

労働者が死亡している際は上記のほかに遺族補償の請求を行うこともできる。

請求先は、最終粉じん職場を管轄する労働基準監督署であるが、不明の場合は最寄りの労働基準監督署もしくは労働局に相談する。

# VI 各種じん肺の胸部エックス線特徴像

## 1 起因粉じん別じん肺胸部エックス線写真の特徴的所見

起因粉じん別にじん肺胸部エックス線写真の特徴的な所見をまとめると表のようになる。

表 じん肺胸部エックス線写真の特徴について

| 起因粉じん | 胸部エックス線写真所見 |
|---|---|
| 遊離珪酸 | 粒状影、大陰影 |
| 珪酸塩 | 不整形陰影、不整形陰影と粒状影の混合、大陰影、胸膜肥厚 |
| 石綿 | 不整形陰影、胸膜プラーク、石灰化胸膜プラーク、胸水 |
| mixed dust | 不整形陰影、不整形陰影と粒状影の混合、大陰影、胸膜肥厚 |
| 炭素 | 微細粒状影、不整形陰影、大陰影 |
| 酸化鉄 | 微細粒状影、不整形陰影 |
| アルミニウム | 不整形陰影 |

## 2 じん肺の主な種類別胸部エックス線の特徴像

次に、じん肺の主な種類別に胸部エックス線の特徴像を解説する。種別として、けい肺、珪酸塩肺、石綿肺、金属じん肺、炭素系じん肺、その他の5つを掲げた。

### 1 けい肺

❶ けい肺・・・典型的な辺縁が明瞭な結節影を呈する。小結節は融合して大陰影を形成することがある。

❷ 鋳物肺・・・けい肺に近く、小さな結節影が多い傾向を示すが、典型的なけい肺よりも辺縁がやや不明瞭な像を呈する例が多い。

❸ 砕石肺・・・花崗岩では、遊離珪酸によるけい肺結節の陰影が特徴である。

❹ 築炉肺・・・けい肺に近い。石綿が混じるので、不整形陰影や胸膜病変にも注意する。

### 2 珪酸塩肺

❶ タルク肺・・・けい肺に似る。石綿が混じると不整形陰影も混じる。

❷ 蝋石肺・・・微小な結節陰影が多く、辺縁が明瞭ではないことが多い。

### 3 石綿肺

　外側下肺野の線状影、網状影が中心で内側上方へと進展する。進行すると輪状影を呈する。胸膜プラーク等胸膜病変を伴うことが多い。

### 4 金属じん肺

❶ アルミニウム肺・・・肺門部と縦隔影が厚くなる。線状影とその間に細結節影が混在することが多い。

❷ アルミナ肺・・・最初は軽症のことが多いが、途中から急に線状影になりやすい。中肺野、末梢部の不整形陰影を呈する。気胸を合併しやすい。

❸ 溶接工肺・・・中肺野を中心として非常に軽い肺野濃度上昇様所見で出現する。結節の辺縁が明瞭でない。

### 5 炭素系じん肺

❶ 炭素肺・・・結節影、不整形陰影および大陰影を形成することがある。

❷ 炭坑夫肺・・・炭素肺に類似するが、珪酸吸入が多い場合には典型的なけい肺を呈する例もある。

❸ 黒鉛肺・・・大陰影を作りやすい。

### 6 その他

い草染土じん肺・・・すりガラス陰影が主体で、結節影があっても辺縁は明瞭ではない。大陰影を形成することもある。

**Mixed dust pneumoconiosis (MDP)**

mixed dustとは遊離珪酸濃度が18％以下の珪酸塩に金属物質が結合したものであり、珪酸のような強い線維化の珪肺結節を形成することが少なく、弱線維化のため境界不鮮明な陰影を示す傾向がある。

【 参考文献 】

1) 志田寿夫. 第Ⅳ章 じん肺の予防と管理(5)胸部X線検査. 産業保健ハンドブックⅣじん肺 －臨床・予防管理・補償のすべて－(第2版). 東京:財団法人 産業医学振興財団: 2007;70-79.

資料編

※以下、☆印を付した書式は巻末CD-ROMに電子データが収載されています。

# 1. じん肺健康診断、管理区分申請に関係する書類（じん肺法施行規則）

## 【 労働局に提出する書類 】

### (1) エックス線写真等の提出書(様式第2号)　☆

**様式第2号**（第13条関係）

## エックス線写真等の提出書

| 事 業 の 種 類 | 事 業 場 の 名 称 | 事 業 場 の 所 在 地 | | |
|---|---|---|---|---|
| | | 郵便番号 （　　　　－　　　　）<br><br>電話　　　　　　　（　　　　） | | |

| | | 受診対象労働者数 | 受 診 労 働 者 数 | | |
|---|---|---|---|---|---|
| | | | 計 | じん肺の所見がないと診断された労働者 | じん肺の所見があると診断された労働者 |
| 実施したじん肺健康診断 | 就 業 時 健 康 診 断（法第7条） | | | | |
| | 定 期 健 康 診 断（ 法 第 8 条 ）　現に粉じん作業に従事している労働者 | | | | |
| | 粉じん作業から作業転換した労働者 | | | | |
| | 定 期 外 健 康 診 断（法第9条） | | | | |
| | 離 職 時 健 康 診 断（法第9条の2） | | | | |
| 計 | | | | | |
| 当該提出に係るじん肺管理区分決定対象労働者数 | | | | | |

| 添付資料 | 1　エックス線写真 | 枚 |
|---|---|---|
| | 2　じん肺健康診断の結果を証明する書面 | 枚 |
| | 3　その他の参考資料 | |

　　　　年　　　月　　　日

　　　　　　　　　　　　　　　事業者 職

　　　　　　　　　　　　　　　　　　氏名　　　　　　　　　　　　　㊞

　　　　労働局長　殿

備考
1　「事業の種類」の欄は、日本標準産業分類の中分類により記入すること。
2　「実施したじん肺健康診断」の欄は、当該エックス線写真等の提出に係る実施したじん肺健康診断について記入すること。
3　氏名を記載し、押印することに代えて、署名することができる。

## （2）じん肺健康診断結果証明書（様式第3号） ☆

**様式第3号**　（第13条、第20条、第22条関係）

### じん肺健康診断結果証明書

| ふりがな | | 性　別 | 生　年　月　日 |
|---|---|---|---|
| 氏　名 | | 男　女 | 年　月　日 |
| 住　所 | （変更） | | |
| 事業場 | 名　称 | 業　種 | |
| | 所在地 | | |

**じん肺の経過**

初めてのじん肺有所見の診断　　　　　　年

前2回の決定状況

| | 決定年月　年　月 | じん肺管理区分 | PR | F |
|---|---|---|---|---|
| | 決定年月　年　月 | じん肺管理区分 | PR | F |

| 決定年月 | じん肺管理区分 | PR | F | 決定年月 | じん肺管理区分 | PR | F |
|---|---|---|---|---|---|---|---|
| 年　月 | | | | 年　月 | | | |
| 年　月 | | | | 年　月 | | | |
| 年　月 | | | | 年　月 | | | |

**既往歴**

| 肺　　結　　核 | 歳 | 心臓疾患 | 歳 |
|---|---|---|---|
| 胸　　膜　　炎 | 歳 | その他の胸部疾患 | |
| 気管支炎 | 歳 | | 歳 |
| 気管支拡張症 | 歳 | | 歳 |
| 気管支喘息 | 歳 | | 歳 |
| 肺　　気　　腫 | 歳 | | |

**エックス線写真による検査**

4. エックス線写真の像

イ．小陰影の区分（0/- 0/0 0/1 1/0 1/1 1/2 2/1 2/2 2/3 3/2 3/3 3/+）

| 像 | 区分 | タイプ |
|---|---|---|
| 粒状影 | ／ | p q r |
| 不整形陰影 | ／ | |

1. 撮影年月日　　年　月　日
2. 写真番号
3. 撮影条件　　KV　　mAs
　増感紙

ロ．大陰影の区分（A B C）

ハ．付加記載事項（pl plc co bu ca cv em es px tb）

　　　　年　月　日　医療機関の名称及び所在地
　　　　医師氏名　㊞

**胸部に関する臨床検査**

検査年月日　　年　月　日
医療機関の名称及び所在地
医師氏名　㊞

| | 呼吸困難 Ⅰ Ⅱ Ⅲ Ⅳ Ⅴ | | 他覚所見 | チアノーゼ　＋　－ |
|---|---|---|---|---|
| 自覚症状 | せき | ＋　－ | | ばち状指　＋　－ |
| | たん | ＋　－ | | 副雑音　＋　－（部位　） |
| | 心悸亢進 | ＋　－ | | その他 |
| | その他 | | | |

喫煙歴　なし、やめた、吸っている
（　）本/日×（　）年（　～　）歳

**粉じん作業職歴**

| 事業場名及び粉じん作業名 | 期　間 | 年　数 |
|---|---|---|
| 事業場名　　　　（　号）粉じん作業名 | 年月から年月まで | 年　月 |
| 事業場名　　　　（　号）粉じん作業名 | 年月から年月まで | 年　月 |
| 事業場名　　　　（　号）粉じん作業名 | 年月から年月まで | 年　月 |
| 事業場名　　　　（　号）粉じん作業名 | 年月から年月まで | 年　月 |
| 事業場名　　　　（　号）粉じん作業名 | 年月から年月まで | 年　月 |
| 事業場名　　　　（　号）粉じん作業名 | 年月から | 年　月 |

（現在の事業場に来る前）

粉じん作業に従事した期間の合計　　年　　月

| 粉じん作業名 | 期　間 | 年　数 | 累　計 |
|---|---|---|---|
| （　号） | 年月から年月まで | 年　月 | 年　月 |
| （　号） | 年月から年月まで | 年　月 | 年　月 |
| （　号） | 年月から年月まで | 年　月 | 年　月 |
| （　号） | 年月から年月まで | 年　月 | 年　月 |
| （　号） | 年月から年月まで | 年　月 | 年　月 |
| （　号） | 年月から年月まで | 年　月 | 年　月 |

（現在の事業場に来てから）

**肺機能検査**

1. 身　長　＿＿＿＿ m　　年齢満　＿＿＿ 歳
2. 1秒量予測値　＿＿＿＿ ℓ　　3. 肺活量予測値　＿＿＿＿ ℓ

| 第一次検査 | 検査年月日 | 年　月　日 | 年　月　日 |
|---|---|---|---|
| | 肺　活　量 | ℓ | ℓ |
| | 努力肺活量 | ℓ | ℓ |
| | 1秒量 | ℓ | ℓ |
| | 1秒率 | □□.□ ％ | □□.□ ％ |
| | ％1秒量 | □□□.□ ％ | □□□.□ ％ |
| | ％肺活量 | □□□.□ ％ | □□□.□ ％ |

| 第二次検査 | 検査年月日 | 年　月　日 | 年　月　日 |
|---|---|---|---|
| | 採血の部位 | | |
| | 採血から分析終了までの時間 | 分 | 分 |
| | 酸素分圧 | Torr | Torr |
| | 炭酸ガス分圧 | Torr | Torr |
| | 肺胞気動脈血酸素分圧較差 | □□.□□ Torr | □□.□□ Torr |
| | 判定　F（－ ＋ ++） | | |

医療機関の名称及び所在地

　　　　年　月　日　医師氏名　㊞

**合併症に関する検査**

| 検査年月日 | 年　月　日 |
|---|---|
| 自覚症状 | |

| 結核精密検査 | 結核菌 | 塗抹　＋　－ |
|---|---|---|
| | | 培養　＋　－ |
| | エックス線特殊撮影 | 撮影法（　　）　所見 |
| | 赤血球沈降速度 | 1時間値　mm　/　2時間値　mm |
| | ツベルクリン反応 | mm× |

判定　　　　年　月　日

| 肺結核以外の合併症に関する検査 | 結核菌 | たん | 塗抹　＋　－ | 滲出液 | 塗抹　＋　－ |
|---|---|---|---|---|---|
| | | | 培養　＋　－ | | 培養　＋　－ |
| | たん | 年月日　年　月　日 / 量　mℓ / 性状 | | | |
| | 喀痰細胞診 | 年月日（初日）　年　月　日 / 所見 | | | |
| | エックス線特殊撮影 | 撮影法　らせんCT、その他（　） | | | |
| | その他の所見 | | | | |

医療機関の名称及び所在地
医師氏名　㊞

| 医師意見 | |
|---|---|
| | |
| 医師氏名 | |

**備考**　第十条第二項の規定によりたんに関する検査及びエックス線特殊撮影による検査以外の検査を省略したときは、当該省略した検査に係る欄の記入を要しないこと。

## (3) じん肺管理区分決定申請書(様式第6号) ☆

様式第 6 号(第 20 条関係)

# じん肺管理区分決定申請書

| 事 業 の 種 類 | 事業場の名称 | 事 業 場 の 所 在 地 |
|---|---|---|
| | | 郵便番号(　　　) <br><br> 電話(　　　) |

| 当該申請に係るじん肺管理区分決定対象者数 | |
|---|---|

| 添付資料 | 1　エックス線写真　　　　　　　　　　　　　　　枚 <br> 2　じん肺健康診断の結果を証明する書面　　　　　枚 <br> 3　その他の参考資料 |
|---|---|

| じん肺法第十五条の規定に基づく申請の場合 | 申請者は、上記事業場において、じん肺法施行規則第 2 条に定める粉じん作業に常時従事する $\binom{労\ 働\ 者}{労働者であった者}$ であることに相違ありません。 <br><br> 平成　　年　　月　　日 <br><br> 職 <br> 事業者 <br> 氏　名　　　　　　　　印 |
|---|---|

| 事業者への通知の諾否 | 諾 | 否 |
|---|---|---|

平成　　年　　月　　日

郵便番号(　　　)

住　所

申請者　　　　電　話(　　　)

氏　名　　　　　　　　印

労 働 局 長 殿

備考
1　「事業の種類」、「事業場の名称」及び「事業場の所在地」の欄は、申請者が常時粉じん作業に従事する労働者である場合は、その所属事業場について、申請者が常時粉じん作業に従事する労働者であった者である場合は、常時粉じん作業に従事した最終の事業場について記入すること。
2　「事業の種類」の欄は、日本標準産業分類の中分類により記入すること。
3　申請者が常時粉じん作業に従事する労働者であった者である場合には、「事業者への通知の諾否」の欄に、事業者証明を行った事業者あてにじん肺管理区分決定結果を通知することの諾否を記入すること。ただし、申請者がその事業者に現に使用されている労働者である場合には、記入しないこと。
4　「じん肺法第十五条の規定に基づく申請の場合」の欄の「事業者」及び「申請者」は、氏名を記載し、押印することに代えて、署名することができる。

(4) 在職証明書（任意書式）　☆

任意書式

# 在 職 証 明 書

1．氏名　　　　　　　　　　　　　（生年月日　　　年　　　月　　　日）

2．現住所

　上記の者は、3．　　　年　　　月　　　日〜　　　年　　　月　　　日

　の間　　4．事業場名

　　　　　5．工事名

　　　　　6．所在地

において、7．（当時の職名）

として粉じん作業に従事していたことを証明します。

証明人
　　平成　　年　　月　　日
　　　　　　　　　　住所

　　　　　　　　　　氏名　　　　　　　　　　　　　　　印

　　　　　　元　所属事業場及び職種名

　　平成　　年　　月　　日
　　　　　　　　　　住　所
　　　　　　　　　　氏名　　　　　　　　　　　　　　印

　　　　　　元　所属事業場及び職種名

○○労働局長殿

## (5) 粉じん作業従事歴申立書（任意書式）　☆

<任意書式>

# 粉 じ ん 作 業 従 事 歴 申 立 書

〇〇労働局長殿

平成　　年　　月　　日

氏　　　名　_____　㊞_____

生年月日　_____

住　　　所　_____　TEL　（　　）_____

私は　　　年　　月　　日から　　　年　　月　　日まで（　　年　　月）

　会 社 名　_____

　代表者名　_____

　所 在 地　_____

（工事名称等）_____

従事した職種（粉じん作業の具体的な作業内容を併せて記入）

_____

_____

_____

_____

として粉じん作業に従事していたことを申し立てます。

事業者証明が得られない理由

_____

_____

_____

当時一緒に働いていた同僚等から証明が得られない理由

_____

_____

_____

上記事業場に労働者として雇用されていたことを証明する書類

（1 社会保険の被保険者記録　2 給与明細　3 雇用保険に係る証明書　4 その他 ）

## 【 労働局から通知される書類 】

### （6）じん肺管理区分決定通知書（様式第4号）

様式第4号　（第16条関係）

番　　　　　号
年　　月　　日

# じ ん 肺 管 理 区 分 決 定 通 知 書

　　　　　　　　殿

　　　　　　　　　　　　　　　　　　　　　　　都道府県労働局長　㊞

　　年　　月　　日本職あて $\begin{bmatrix}提出\\申請\end{bmatrix}$ のあったじん肺管理区分の決定に関する $\begin{bmatrix}提出\\申請\end{bmatrix}$ に基づき，

じん肺法 $\begin{bmatrix}第13条第2項（同法第16条の2第2項において準用する場合を含む。）\\第15条第3項において準用する同法第13条第2項\\第16条第2項において準用する同法第13条第2項\end{bmatrix}$ の規定により下記の

とおりじん肺管理区分を決定したので通知します。

　なお，この決定について不服があるときは，この決定があったことを知った日の翌日から起算して60日以内に厚生労働大臣に対して審査請求をすることができます（決定のあった日から1年を経過した場合を除きます。）。

　また，この決定に対する取消訴訟は，この審査請求についての裁決を経た後に，国を被告として（訴訟において国を代表する者は法務大臣となります。），裁決があったことを知った日の翌日から起算して6月以内に提起することができます（裁決があった日から1年を経過した場合を除きます。）。

　なお，決定の取消訴訟は，審査請求に対する裁決を経た後でなければ提起することができませんが，①審査請求があった日から3月を経過しても裁決がないとき，②決定，決定の執行又は手続の進行により生ずる著しい損害を避けるため緊急の必要があるとき，③その他裁決を経ないことにつき正当な理由があるとき，のいずれかに該当するときは，裁決を経ないで提起することができます。

記

| 氏　　名 | 住　　所 | じん肺管理区分 | 備　　　　考 | | | 療養の要否 |
|---|---|---|---|---|---|---|
| | | | じん肺健康診断の結果 | | | |
| | | | エックス線写真の像 | 肺機能の障害 | かかっている合併症の名称 | |
| | | 管理1<br>管理2<br>管理3イ<br>管理3ロ<br>管理4 | $PR_0$<br>$PR_1$<br>$PR_2$<br>$PR_3$<br>$PR_4$ (A, B)<br>$PR_4$ (C) | F（－）<br><br>F（＋）<br><br>F（＋＋） | | 要<br><br><br>否 |
| | | 管理1<br>管理2<br>管理3イ<br>管理3ロ<br>管理4 | $PR_0$<br>$PR_1$<br>$PR_2$<br>$PR_3$<br>$PR_4$ (A, B)<br>$PR_4$ (C) | F（－）<br><br>F（＋）<br><br>F（＋＋） | | 要<br><br><br>否 |
| | | 管理1<br>管理2<br>管理3イ<br>管理3ロ<br>管理4 | $PR_0$<br>$PR_1$<br>$PR_2$<br>$PR_3$<br>$PR_4$ (A, B)<br>$PR_4$ (C) | F（－）<br><br>F（＋）<br><br>F（＋＋） | | 要<br><br><br>否 |

備考　「じん肺健康診断の結果」の欄の記号は，それぞれ次の意味を表すものであること。
　$PR_0$　じん肺の所見がない。
　$PR_1$　エックス線写真の像が第1型である。
　$PR_2$　エックス線写真の像が第2型である。
　$PR_3$　エックス線写真の像が第3型である。
　$PR_4$ (A, B)　エックス線写真の像が第4型（じん肺による大陰影の大きさが一側の肺野の3分の1以下のもの）である。
　$PR_4$ (C)　エックス線写真の像が第4型（じん肺による大陰影の大きさが一側の肺野の3分の1を超えるもの）である。
　F（－）　じん肺による肺機能の障害がない。
　F（＋）　じん肺による肺機能の障害がある。
　F（＋＋）　じん肺による著しい肺機能障害がある。

## 【 事業者から通知される書類 】
### (7) じん肺管理区分等通知書(様式第5号)

様式第5号(第17条関係)

# じん肺管理区分等通知書

氏名
住所

　　　　　　年　　　月　　　日　　　　　　　労働局長により、じん肺法

$\left\{\begin{array}{l}\text{第13条第2項(同法第16条の2第2項において準用する場合を含む。)}\\\text{第16条第2項において準用する同法第13条第2項}\end{array}\right\}$ の規定に基づきじん肺

管理区分が決定されたので通知します。

| | | 健康管理上留意すべき事項 |
|---|---|---|
| じん肺管理区分 | 管　理　1 | じん肺の所見はなく、特に就業上の制限はありません。 |
| | 管　理　2 | 粉じんにさらされる程度を少なくすることが必要です。 |
| | 管　理　3　イ | 粉じんにさらされる程度を少なくすることが必要です。<br>場合によっては、粉じん作業から作業転換することが望まれます。 |
| | 管　理　3　ロ | 粉じん作業から作業転換することが望まれます。 |
| | 管　理　4 | 療養が必要です。 |
| 合併症 | (　　　　　　)に<br>　かかっている。 | 療養が必要です。 |

　　　　　年　　　月　　　日

　　　　　　　　　　　　　　　　　　　　職
　　　　　　　　　　　　事業者
　　　　　　　　　　　　　　　　　　　　氏名　　　　　　　　　㊞

備考
　1 「じん肺管理区分」の欄は、該当するじん肺管理区分を〇で囲むこと。
　2 「合併症」の欄は、合併症にかかっている場合に、(　　　)の中にその合併症の名称を記入すること。

# 2. 健康管理手帳交付に関係する書類（労働安全衛生規則）

## (8) 従事歴申告書（健康管理手帳交付申請書添付用）（様式第1号）　☆

様式第1号

### 従事歴申告書（健康管理手帳交付申請書添付用）

| ふりがな | | 性　別 | 生　年　月　日 |
|---|---|---|---|
| 氏　名 | | 男　　女 | 年　　月　　日 |
| 住　所 | 〒　　　― | | |

| 該当交付要件（石綿業務の申請に限る）<br><br>右記の交付要件で該当すると思われるものに○を1つ付けてください。<br>（1.のcに○がある場合、胸部所見及び従事歴の両方の審査を行い、交付・不交付の決定通知をお送りします。） | 1．石綿を製造し、又は取り扱う業務<br>（　　）a「胸部所見」<br>（　　）b「従事歴」<br>（　　）c「胸部所見」、「従事歴」の両方<br><br>2．石綿を製造し、又は取り扱う業務の周辺業務<br>（　　）「胸部所見」 |
|---|---|

### 職歴（申請している健康管理手帳に係る業務の職歴を記載してください。）

| 従　事　期　間 | 事業場の名称と所在地 | 従事した業務 |
|---|---|---|
| 自　　年　　月　　日 | | |
| 至　　年　　月　　日 | | |
| 自　　年　　月　　日 | | |
| 至　　年　　月　　日 | | |
| 自　　年　　月　　日 | | |
| 至　　年　　月　　日 | | |
| 自　　年　　月　　日 | | |
| 至　　年　　月　　日 | | |
| 自　　年　　月　　日 | | |
| 至　　年　　月　　日 | | |
| 自　　年　　月　　日 | | |
| 至　　年　　月　　日 | | |
| 自　　年　　月　　日 | | |
| 至　　年　　月　　日 | | |
| 自　　年　　月　　日 | | |
| 至　　年　　月　　日 | | |

上記のとおり相違ありません。

平成　　　年　　　月　　　日

申請者：_____印

## (9) 従事歴証明書（事業者記載用、石綿以外）（様式第2号）　☆

様式第2号

従事歴証明書(事業者記載用)(石綿以外)

（健康管理手帳の種類：　　　　　　　）

| | ふりがな | | 性　別 | 生 年 月 日 |
|---|---|---|---|---|
| 被証明者氏名 | | | 男　　女 | 年　　月　　日 |
| 雇入年月日 | | 年　月　日 | 離職年月日 | 年　　月　　日 |
| 住　所 | 〒　-　　　　　 | | | |

| | |
|---|---|
| ①　事業場の主な業務内容 | |
| ②　被証明者の健康管理手帳に係る具体的な業務内容 | |
| ③　②に記載された業務への従事期間 | 年　　月〜　　年　　月<br>（　　　年　　　ヶ月） |
| ④　③に記載された従事期間における②に記載された業務の頻度 | |
| ⑤　③に記載された従事期間における特定化学物質健康診断の実施状況 | 有　・　無　・　不明 |
| ⑥　備考欄<br>(貴事業場の名称が合併・分社化等により変更され、申請者が②の業務に従事していた時期の事業場の名称と異なる場合は、事業場の沿革等を記載してください。) | |

上記のとおり相違ありません。

平成　　年　　月　　日

証明者(事業者)　事業場の名称：＿＿＿＿＿＿＿＿＿＿＿＿＿＿＿＿＿＿

所在地：＿＿＿＿＿＿＿＿＿＿＿＿＿＿＿＿＿＿

代表者：＿＿＿＿＿＿＿＿＿＿＿＿＿＿＿印

(注意)：事業者が証明する業務内容が複数の場合には、業務毎に証明書を作成してください。

（10）従事歴申立書（本人記載用、石綿以外）（様式第4号）　☆

様式第4号

従事歴申立書(本人記載用)(石綿以外)

（健康管理手帳の種類：　　　　　　　　　）

| | |
|---|---|
| ①　事業場名 | |
| ②　事業場所在地 | |
| ③　①に記載された事業場における申請者の健康管理手帳に係る具体的な業務内容(詳細に記載してください。) | |
| ④　①に記載された事業場における特定化学物質健康診断実施の有無 | 有　・　無　・　不明 |
| ⑤　③に記載された業務への従事期間 | 年　　　月〜　　　年　　　月<br>（　　　年　　　ヶ月） |
| ⑥　⑤に記載された従事期間における③に記載された業務の頻度 | |
| ⑦　③に記載された業務への従事に関して、右記の書類がある場合には〇を付けてください。(※　右記の「3 健康診断結果」とは特定化学物質健康診断個人票又は本人への結果通知を指す。) | （　　）1 事業者の証明書<br>（　　）2 同僚の証明書<br>（　　）3 健康診断結果(※)<br>（　　）4 社会保険の被保険者記録<br>（　　）5 給与明細<br>（　　）6 雇用保険に係る証明書<br>（　　）7 その他(　　　　　　　　　) |
| ⑧　⑦において1が得られない場合にはその理由を記載してください。 | |
| ⑨　⑦において2が得られない場合にはその理由を記載してください。 | |
| ⑩　⑦において3〜7の書類が、⑤に記載された従事期間の一部について得られた場合には、残りの期間について3〜7の書類が得られない理由を記載してください。 | |

上記のとおり相違ありません。

　　　平成　　　年　　　月　　　日

　　　　　　　　　　　　　　　　　　氏名＿＿＿＿＿＿＿＿＿＿＿＿＿印

　　　（注意）：事業場及び業務毎に申立書を作成してください。

## （11）従事歴証明書（同僚記載用、石綿以外）（様式第6号）　☆

様式第6号

従事歴証明書(同僚記載用)(石綿以外)

（健康管理手帳の種類：　　　　　　　　　　　　）

| ふりがな | |
|---|---|
| 被証明者氏名 | |
| 住所 | 〒　　－ |
| 被証明者との関係 | |
| ①　申請者が健康管理手帳に係る業務に従事した事業場名、所在地、主な業務内容等 | 事業場名：<br>所在地：<br><br>上記事業場の存続の状況：(　存続　・　廃止　・　わからない)<br>事業場の主な業務内容： |
| ②　申請者の健康管理手帳に係る具体的な業務内容 | |
| ③　②に記載された業務への従事期間 | 　　年　　　月～　　年　　　月<br>　　　　　　　　　　　　　　　　(　　　年　　　ヶ月) |
| ④　③に記載された従事期間における②に記載された業務の頻度 | |
| ⑤　証明者(同僚)の健康管理手帳の所持の有無 | 　　有　(手帳の種類：　　　　　　)・　無 |

上記のとおり相違ありません。

　　　平成　　年　　月　　日

　　　　　証明者(同僚)　住所：＿＿＿＿＿＿＿＿＿＿＿＿＿＿＿＿＿

　　　　　　　　　　　　氏名：＿＿＿＿＿＿＿＿＿＿＿＿＿＿＿印

（注意）：同僚が証明する業務内容が複数の場合には、業務毎に証明書を作成してください。

(12) 健康管理手帳交付申請書(様式第7号)　☆

様式第7号（第53条関係）

健 康 管 理 手 帳 交 付 申 請 書

| 手 帳 の 種 類 | ベンジジン等、じん肺、クロム酸等、砒素、コールタール、ビス（クロロメチル）エーテル、ベリリウム、ベンゾトリクロリド、塩化ビニル、石綿、１，２—ジクロロプロパン | | |
|---|---|---|---|
| （ふりがな）氏　　　名 | | 性　別 | 男 ・ 女 |
| 生 年 月 日 | （明治・大正・昭和・平成）　　　　年　　　月　　　日生 | | |
| 住　　　　所 | 郵便番号<br>都道府県<br>　　　　　　　電話　　　（　　　　） | | |
| 本　　籍　　地 | 都道　＊都道府県のみご記入ください。府県 | | |

　労働安全衛生法第67条の規定により、健康管理手帳を交付されたく、関係書類を添えて申請します。

　　　平成　　年　　月　　日

　　　　　　　　　　　　　　申請者　　　　　　　　　　　㊞

　　　　　労働局長　殿

備考
　1　労働安全衛生規則第53条第3項の書類を添付すること。
　2　氏名を記載し、押印することに代えて、署名することができる。

## 3. じん肺健康診断およびじん肺管理区分の決定におけるDR(FPD)写真およびCR写真の取扱い等について

(13) CR撮像表示条件確認表(別紙)　☆

(別紙)

### CR 撮像表示条件確認表

申請者名 _____

撮影日　(　　　　年　　月　　日)

比較読影に用いた写真(いずれかに〇)

( 　 )　　じん肺標準エックス線写真集(平成23年3月)電子媒体版
( 　 )　　じん肺標準エックス線フィルム(昭和53年)

撮影条件

| | 審査受付条件 | 申請者の撮像表示条件 |
|---|---|---|
| 電圧 | 110〜140 [kV] | |
| 焦点被写体間距離 | 180〜200 [cm] | |
| グリッド | 高密度グリッド使用で撮影電圧が 120[kV]前後の時は格子比 12:1 上記以上の撮影電圧の時は格子比 14:1 とすること | |
| 空間分解能(画素数) | フィルムサイズがフルサイズ(半切)の場合 イメージングプレート読み取り画素数 3500×3500 [pixel] 以上とすること | |

画像処理条件

| | 審査受付条件 | 申請者の撮像表示条件 |
|---|---|---|
| 階調処理 | 肺野部の最高濃度を 1.6〜2.0 程度とすること | |
| 周波数処理 | 低空間周波数(0 周波数)成分に対して高周波成分(0.2cycle/mm 以上)におけるレスポンスを 1.0〜1.2 倍程度とすること (なお、濃度に応じて周波数応答を変化させる場合であっても、上記範囲内であること。) | |

メーカー毎画像処理条件(50 音順)

| メーカー | パラメータ | 撮像表示条件 | 申請者の撮像表示条件 |
|---|---|---|---|
| ケアストリーム ヘルス① | Density Shift | −0.3 | |
| | Contrast Factor | 1.6〜1.8 | |
| | Matrix Size | 35〜75 | |
| | High Density Boost | 0.05〜0.1 | |
| | Low Density Boost | 0〜0.05 | |

| メーカー | ※ | ア | イ | ウ | エ | ア・イ・ウ・エ (該当に〇) |
|---|---|---|---|---|---|---|
| ケアストリーム ヘルス② | Brightness | 6 | 6 | 6 | 7 | |
| | Latitude | −4 | −4 | −6 | −5 | |
| | Detail Contrast | −7 | −8 | −6 | −6 | |

※ア〜エいずれかの条件を満たす必要がある。例えばアの条件の場合、Brightness 6、Latitude −4、Detail Contrast −7 である必要がある。

| メーカー | パラメータ | 撮像表示条件 | 申請者の撮像表示条件 |
|---|---|---|---|
| コニカミノルタ ① | 肺野濃度 | 1.6〜1.8 | |
| | 強調度 | 0.1〜0.3 | |
| | マスクサイズ | 7 | |
| | LUT | THX−2 | |

| メーカー | パラメータ | 撮像表示条件 | 申請者の撮像表示条件 |
|---|---|---|---|
| コニカミノルタ ② | 肺野濃度(H) | 1.6〜1.8 | |
| | HE タイプ | HE−STANDARD2 | |
| | HE 強調度(低濃度側強調) | 0.00〜0.30 | |
| | HE 強調度(高濃度側強調) | 0.00 | |
| | HF タイプ | HF−STANDARD5 | |
| | HF 強調度(低濃度側強調) | 0.00 | |
| | HF 強調度(高濃度側強調) | 0.00〜0.30 | |
| | LUT | THX−2 | |

| メーカー | パラメータ | 撮像表示条件 | 申請者の撮像表示条件 |
|---|---|---|---|
| 富士フイルム① | GA（回転量） | 0.9〜1.0 | |
| | GS（階調シフト） | −0.2〜−0.1 | |
| | RN（周波数ランク） | 4 | |
| | RE（周波数強調度） | 0.0〜0.2 | |
| 富士フイルム② | GA（回転量） | 0.9〜1.0 | |
| | GS（階調シフト） | −0.2〜−0.1 | |
| | RN/MRB（周波数ランク） | 4/C | |
| | RE/MRE（周波数強調度） | 0.0〜0.2/0 | |
| | DRN/MDB | 2/A | |
| | DRT/MDT | B/B | |
| | DRE/MDE | 0.0〜0.6/0.0〜0.6 | |

確認日　　（　　　　年　　月　　日）

判定　　　（　　適　・　否　）

## (14) DR(FPD)撮像表示条件確認表(別紙) ☆

(別紙)

## DR(FPD)撮像表示条件確認表

申請者名 _____

撮影日 （　　　　年　　月　　日）

---

比較読影に用いた写真（いずれかに○）

（　　　）　　じん肺標準エックス線写真集（平成23年3月）電子媒体版

（　　　）　　じん肺標準エックス線フィルム（昭和53年）

---

撮影条件

| | 審査受付条件 | 申請者の撮像表示条件 |
|---|---|---|
| 電圧 | 110〜140 [kV] | |
| 焦点被写体間距離 | 180〜200 [cm] | |
| 出力サイズ | ライフサイズ（半切または大角フィルム） | |
| 撮影倍率 | 等倍撮影（縮小撮影は認めない） | |
| 撮影条件表示 | 出力フィルムにメーカー毎画像処理条件が分かるように表示すること | |
| グリッド | 限定しない（じん肺診査ハンドブックのグリッドの条件にも制約されない） | |
| 空間分解能 | 限定しない | |

画像処理条件（一般的表記）

| | 審査受付条件 | 申請者の撮像表示条件 |
|---|---|---|
| 階調処理 | 肺野部の最高濃度を1.6〜2.0程度とすること | |
| 周波数処理 | マルチ周波数処理を原則行わないこと。ただし、縦隔の画質の劣化等臨床的な問題が生じる場合には、専門家による読影委員会において認められたマルチ周波数処理を行うことができる。 | |

メーカー毎画像処理条件（50音順）

| メーカー | パラメータ | 撮像表示条件 | 申請者の撮像表示条件 |
|---|---|---|---|
| キヤノン① | E | *あるいは1 | |
| | D | ***** | |
| | 対応濃度（GCSに続く数値） | 17〜20 | |
| | コントラスト（上記に続く数値） | 14〜17 | |
| キヤノン② | 強調度 | OFF | |
| | 強調周波数 | OFF | |
| | ノイズ低減 | OFF | |
| | ダイナミックレンジ調整（高濃度） | OFF | |
| | ダイナミックレンジ調整（低濃度） | 0〜3 | |
| | 対応濃度 | 17〜20 | |
| | コントラスト | 14〜17 | |
| キヤノン③ | 強調度 | OFF | |
| | 強調周波数 | OFF | |
| | ノイズ低減 | OFF | |
| | ダイナミックレンジ調整（高濃度） | OFF | |
| | ダイナミックレンジ調整（低濃度） | 0〜3 | |
| | 輝度 | 13〜10 | |
| | コントラスト | 14〜17 | |

| メーカー | パラメータ | 撮像表示条件 | | | | 申請者の撮像表示条件 |
|---|---|---|---|---|---|---|
| ケアストリーム<br>ヘルス | ※ | ア | イ* | ウ | エ | ア・イ・ウ・エ　（該当に○） |
| | Brightness | 3 | 3 | 3 | 3 | |
| | Latitude | −10〜−7 | −7 | −7 | −6 | |
| | Detail Contrast | 0 | −1 | −2 | −1 | |
| | ※ | オ | カ | キ** | | オ・カ・キ　（該当に○） |
| | Brightness | 3 | 3 | 3 | | |
| | Latitude | −10〜−8 | −10 | −4 | | |
| | Detail Contrast | 1 | 2 | −1 | | |

※ア〜キいずれかの条件を満たす必要がある。例えばアの条件の場合、Brightness は 3、Latitude は-10〜-7 のいずれか、Detail Contrast は 0 である必要がある。イ*は DR 圧縮・非圧縮とも可、キ**は DR 圧縮のみ可。

| コニカミノルタ① | 肺野濃度（H） | 1.6〜1.8 | |
|---|---|---|---|
| | 周波数強調度（HF） | 0.0 | |
| | 周波数強調タイプ（HF） | OFF | |
| | LUT | THX-2 | |

| コニカミノルタ② | 肺野濃度（H） | 1.6〜1.8 | |
|---|---|---|---|
| | HE タイプ | HE-STANDARD2 | |
| | HE 強調度（低濃度側強調） | 0.0〜0.50 | |
| | HE 強調度（高濃度側強調） | 0.00 | |
| | HF タイプ | HF-STANDARD4 | |
| | HF 強調度（低濃度側強調） | 0.00〜0.30 | |
| | HF 強調度（高濃度側強調） | 0.00〜0.50 | |
| | LUT | THX-2 | |

| コニカミノルタ③ | Contrast（C） | 119〜130 | |
|---|---|---|---|
| | Brightness（B） | 152〜157 | |
| | Edge（E） | 1 | |

| コニカミノルタ④ | Contrast（C） | 119〜130 | |
|---|---|---|---|
| | Brightness（B） | 152〜157 | |
| | Edge（E） | 1 | |
| | Tissue Equalization（TE） | 0〜40／0〜20, 0／0 | |

| 島津製作所① | W | 11500〜12500 | |
|---|---|---|---|
| | L | 6000〜6500 | |
| | E | 0 | |

| 島津製作所② | GA（回転量） | 0.9〜1.0 | |
|---|---|---|---|
| | GS（階調シフト） | −0.2〜−0.1 | |
| | RN（周波数ランク） | 4 | |
| | RE（周波数強調度） | 0 | |
| | CRF（鮮鋭度フィルター） | F | |

| 島津製作所③ | GA（回転量） | 0.9〜1.0 | |
|---|---|---|---|
| | GS（階調シフト） | −0.2〜−0.1 | |
| | RN/MRB（周波数ランク） | 4/C | |
| | RE/MRE（周波数強調度） | 0.0/0.0〜0.3 | |
| | CRF（鮮鋭度フィルター）<br>（直接変換型のみに適用） | F | |
| | DRN/MDB | 2/A | |
| | DRT/MDT | B/B | |
| | DRE/MDE | 0.0〜0.6/0.0〜0.6 | |

| 島津製作所④ | Cont（回転量） | 25〜28 | |
|---|---|---|---|
| | Bright（階調シフト） | 2〜9 | |
| | IEB（周波数ランク） | M2 | |
| | IEE（周波数強調度） | 0〜30 | |
| | DCB | L | |
| | DCT | L2 | |
| | DCE | 0〜60 | |

| メーカー | パラメータ | 撮像表示条件 | 申請者の撮像表示条件 |
|---|---|---|---|
| シーメンス旭<br>メディテック | SF | 0／*** | |
| | H | 0／*** | |
| | LUT | 8 | |
| | W | 2300～3300 | |
| | C | 1900～2300 | |
| GE ヘルスケア・<br>ジャパン① | Contrast (C) | 119～130 | |
| | Brightness (B) | 152～157 | |
| | Edge (E) | 1 | |
| GE ヘルスケア・<br>ジャパン② | Contrast (C) | 119～130 | |
| | Brightness (B) | 152～157 | |
| | Edge (E) | 1 | |
| | Tissue Equalization (TE) | 0～40／0～20, 0／0 | |
| ダイトーマイテック | GS | −2～0 | |
| | GR | −4～−1 | |
| | E | 0～2 (0 は表示無し) | |
| | DL | 0, 500, 800 (0 は表示無し) | |
| ティーアンドエス | S（シャープネス） | −1～0 | |
| | C（コントラスト） | 0 | |
| | B（ブライトネス） | −1～0 | |
| 東芝メディカル<br>システムズ | WL | 1800～2400 | |
| | WW | 1200～2800 | |
| | G | 07 | |
| | D | 0 or AHOL0～AHOL2<br>(0 or HOL1～HOL2) | |
| | I (F) | 0 | |
| | E | 0 | |
| 日立メディコ① | フィルター | 0～3 | |
| | マスクサイズ | 5 | |
| | DRC | 0～4 | |
| | γ | 3 | |
| | WL | 2100 | |
| | WW | 3850 | |
| 日立メディコ② | 高-周波数 | 0～6 | |
| | 低-濃度 | 0～7 | |
| | WL | 1600～2200 | |
| | WW | 3500～3900 | |
| フィリップス<br>エレクトロニクス<br>ジャパン① | Density (D) | 15～17 | |
| | Gamma (G) | 40～45 | |
| | NC (N) | 00～03 | |
| | DCE | 00 | |
| フィリップス<br>エレクトロニクス<br>ジャパン② | Density (D) | 15～17 | |
| | Gamma (G) | 40～45 | |
| | NC (N) | 00～03 | |
| | DC | 40～45 (G と同じ値) | |
| | CB | 10～05 | |
| 富士フイルム① | GA（回転量） | 0.9～1.0 | |
| | GS（階調シフト） | −0.2～−0.1 | |
| | RN（周波数ランク） | 4 | |
| | RE（周波数強調度） | 0 | |
| | CRF（鮮鋭度フィルター）<br>※直接変換型のみに適用 | F | |

| メーカー | パラメータ | 撮像表示条件 | 申請者の撮像表示条件 |
|---|---|---|---|
| 富士フイルム② | GA（回転量） | 0.9〜1.0 | |
| | GS（階調シフト） | −0.2〜−0.1 | |
| | RN/MRB（周波数ランク） | 4/C | |
| | RE/MRE（周波数強調度） | 0/0 | |
| | CRF（鮮鋭度フィルター）<br>※直接変換型のみに適用 | F | |
| | DRN/MDB | 2/A | |
| | DRT/MDT | B/B | |
| | DRE/MDE | 0.0〜0.6/0.0〜0.6 | |
| 富士フイルム③ | GA（回転量） | 0.9〜1.0 | |
| | GS（階調シフト） | −0.2〜−0.1 | |
| | RN/MRB（周波数ランク） | 4/C | |
| | RE/MRE（周波数強調度） | 0.0〜0.3 | |
| | CRF（直接変換型のみに適用） | F | |
| | DRN/MDB | 2/A | |
| | DRT/MDT | B | |
| | DRE/MDE | 0.0〜0.6 | |

確認日　　（　　　　　年　　月　　日）

判定　　　（　　適　・　否　　）

## （15）じん肺健康診断等のためのDR（FPD）撮像表示条件（別添）

（別添）

### じん肺健康診断等のための DR（FPD）撮像表示条件

**1 撮影条件:**

| 電圧 | 110～140 [kV] |
|---|---|
| 焦点被写体間距離 | 180～200 [cm] |
| 出力サイズ | ライフサイズ<br>（半切または大角フィルム） |
| 撮影倍率 | 等倍撮影<br>（縮小撮影は認めない） |
| 撮影条件表示 | 出力フィルムに「メーカー毎画像処理条件」が分かるように表示すること<br>（メーカー毎に後述） |
| グリッド | 限定しない<br>（じん肺診査ハンドブックのグリッドの条件にも制約されない） |
| 空間分解能 | 限定しない |

**2 画像処理条件（一般的表記）:**

| 階調処理 | 肺野部の最高濃度を1.6～2.0 程度とすること<br>マルチ周波数処理を原則行わないこと。 |
|---|---|
| 周波数処理 | ただし、縦隔の画質の劣化等臨床的な問題が生じる場合には、専門家による<br>読影委員会において認められたマルチ周波数処理を行うことができる。 |

**3 メーカー毎画像処理条件（50音順）:**

| | パラメータ | 撮像表示条件 |
|---|---|---|
| キヤノン① | E | *あるいは1 |
| | D | ***** |
| | 対応濃度（GCSに続く数値） | 17～20 |
| | コントラスト（上記に続く数値） | 14～17 |

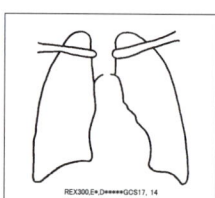

REX300,E*,D*****GCS17, 14

表示場所: 可変
表示例:
例えば写真中央下部などに
「REX300, E*, D***** GCS17, 14」などと
表示される。
REX に続く数値は条件には関係なく、
E は*あるいは 1, D は*****と表示され、
GCS の後は 17～20, 14～17 の幅で表示される。

| | パラメータ | 撮像表示条件 |
|---|---|---|
| キヤノン② | 強調度 | OFF |
| | 強調周波数 | OFF |
| | ノイズ低減 | OFF |
| | ダイナミックレンジ調整（高濃度） | OFF |
| | ダイナミックレンジ調整（低濃度） | 0～3 |
| | 対応濃度 | 17～20 |
| | コントラスト | 14～17 |

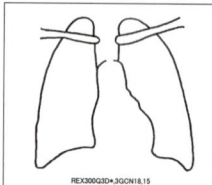

REX300Q3D*,3GCN18,15

表示場所: 可変
REX に続く数値は条件に関係なく Q3 は固定。
ダイナミックレンジ圧縮（低濃度）を
使用する場合には D に続いて
、*.1、*.2、*.3 などと表示され、
GCN の後は 17～20、14～17 の幅で表示される。

表示例:
例えば写真下部などに
「REX300Q3GCN17,14」
「REX300Q3D*,1GCN17,14」
「REX300Q3D*,2GCN18,15」
「REX300Q3D*,3GCN17,15」
などと表示される。

| | パラメータ | 撮像表示条件 |
|---|---|---|
| キヤノン③ | 強調度 | OFF |
| | 強調周波数 | OFF |
| | ノイズ低減 | OFF |
| | ダイナミックレンジ調整（高濃度） | OFF |
| | ダイナミックレンジ調整（低濃度） | 0～3 |
| | 輝度 | 13～10 |
| | コントラスト | 14～17 |

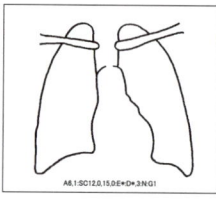

A6,1:SC12,0,15,0:E*:D*,3:N:G1

表示場所: 可変
表示例:
例えば写真下中央部などに
「A6,1:SC12,0,15,0:E*:D*,3:N:G1」などと
表示される。
SC に続く数字が輝度、その2つ後に
コントラストが表記される。
ダイナミックレンジ圧縮（低濃度）は、
D*,の後に数字が表示される。

| | パラメータ | 撮像表示条件 |
|---|---|---|
| ケアストリーム<br>ヘルス | Brightness | （下記） |
| | Latitude | |
| | Detail Contrast | |

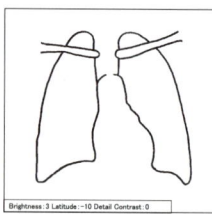

Brightness:3 Latitude:-10 Detail Contrast:0

表示場所: 可変
表示例:
例えば写真左下部などに
Brightness:3 Latitude:-10 Detail Contrast:0
のように表示される。
ここで表示されるパラメータは
ア～キのいずれかでなくてはならない。

ア　Brightness:3 Latitude:-10～-7 Detail Contrast:0
イ　Brightness:3 Latitude:-7 Detail Contrast:-1
　　（イは DR 圧縮・非圧縮とも可）
ウ　Brightness:3 Latitude:-6 Detail Contrast:-2
エ　Brightness:3 Latitude:-6 Detail Contrast:0
オ　Brightness:3 Latitude:-10～-8 Detail Contrast:1
カ　Brightness:3 Latitude:-10 Detail Contrast:2
キ　Brightness:3 Latitude:-4 Detail Contrast:-1
　　（キは DR 圧縮のみ可）

| | パラメータ | 撮像表示条件 |
|---|---|---|
| コニカミノルタ① | 肺野濃度（H） | 1.6～1.8 |
| | 周波数強調度（HF） | 0.0 |
| | 周波数強調タイプ（HF） | OFF |
| | LUT | THX-2 |

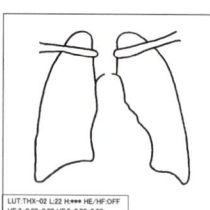

LUT:THX-02 L:22 H:*** HE/HF:OFF
HE:2-0.00-0.00 HF:5-0.00-0.00

表示場所: 可変
表示例:
例えば写真左下部などに
　検査日時
　患者氏名　性別
　生年月日　患者 ID
　LUT:THX-02 L:22 H:*** HE/HF:OFF
　HE:2-0.00-0.00 HF:5-0.00-0.00
のように表示される。
ここで、LUT:の後は LUT の種別を（THX-02 で固定）、
H:の後の***が肺野濃度の 100 倍の数値を示す。
他の数値については、HE/HF は OFF、
HE および HF の値は*-0.00-0.00（*は任意）
でなくてはならない。
なお、L の後は中央濃度の 100 倍の数値を示す。

| | パラメータ | 撮像表示条件 |
|---|---|---|
| コニカミノルタ② | 肺野濃度（H） | 1.6～1.8 |
| | HE タイプ | HE-STANDARD2 |
| | HE 強調度（低濃度側強調） | 0.0～0.50 |
| | HE 強調度（高濃度側強調） | 0.00 |
| | HF タイプ | HF-STANDARD4 |
| | HF 強調度（低濃度側強調） | 0.00～0.30 |
| | HF 強調度（高濃度側強調） | 0.00～0.50 |
| | LUT | THX-2 |

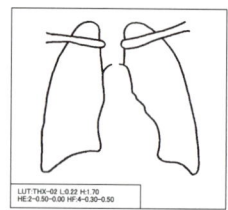

LUT:THX-02 L:0.22 H:1.70
HE:2-0.50-0.00 HF:4-0.30-0.50

表示場所: 可変
表示例:
例えば写真左下部などに
　検査日時
　患者氏名　性別
　生年月日　患者 ID
　LUT:THX-02 L:0.22 H:1.70
　HE:2-0.50-0.00 HF:4-0.30-0.50
のように表示される。
ここで、LUT:の後が LUT の種別を示す。
H:の後の 1.70 が肺野濃度の数値を示す。（※）
HE および HF の値は、それぞれタイプ-低濃度側強調-
高濃度側強調の順で表示される。
なお、L の後は中央陰影の濃度を示す。（※）

（※）2011 年 4 月以前の製品においては、
　　　100 倍の数値で示される。

| | パラメータ | 撮像表示条件 |
|---|---|---|
| コニカミノルタ③ | Contrast（C） | 119～130 |
| | Brightness（B） | 152～157 |
| | Edge（E） | 1 |

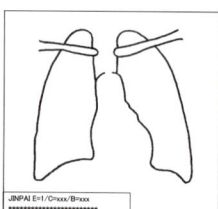

JINPAI E=1/C=xxx/B=xxx
*************************

表示場所: 可変
表示例:
例えば写真左下部に
「JINPAI E=1 / C=119 / B=152」
などと表記される。
C は 119～130、B は 152～157 の幅で表示され、
E は 1 と表示される。

| | パラメータ | 撮像表示条件 |
|---|---|---|
| コニカミノルタ④ | Contrast (C) | 119～130 |
| | Brightness (B) | 152～157 |
| | Edge (E) | 1 |
| | Tissue Equalization (TE) | 0～40／0～20、0／0 |

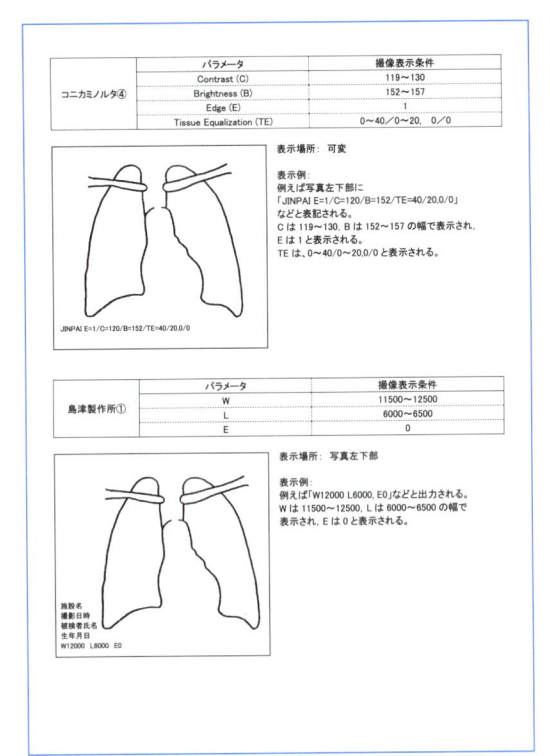

表示場所: 可変
表示例：
例えば写真左下部に
「JINPAI E=1／C=120／B=152／TE=40,0/0」
などと表記される。
C は 119～130、B は 152～157 の幅で表示され、
E は 1 と表示される。
TE は、0～40/0～20,0/0 と表示される。

| | パラメータ | 撮像表示条件 |
|---|---|---|
| 島津製作所① | W | 11500～12500 |
| | L | 6000～6500 |
| | E | 0 |

表示場所: 写真左下部
表示例：
例えば「W12000 L6000 E0」などと出力される。
W は 11500～12500、L は 6000～6500 の幅で
表示され、E は 0 と表示される。

| | パラメータ | 撮像表示条件 |
|---|---|---|
| 島津製作所② | GA (回転量) | 0.9～1.0 |
| | GS (階調シフト) | -0.2～-0.1 |
| | RN (周波数ランク) | 4 |
| | RE (周波数強調度) | 0 |
| | CRF (鮮鋭度フィルター) | F |

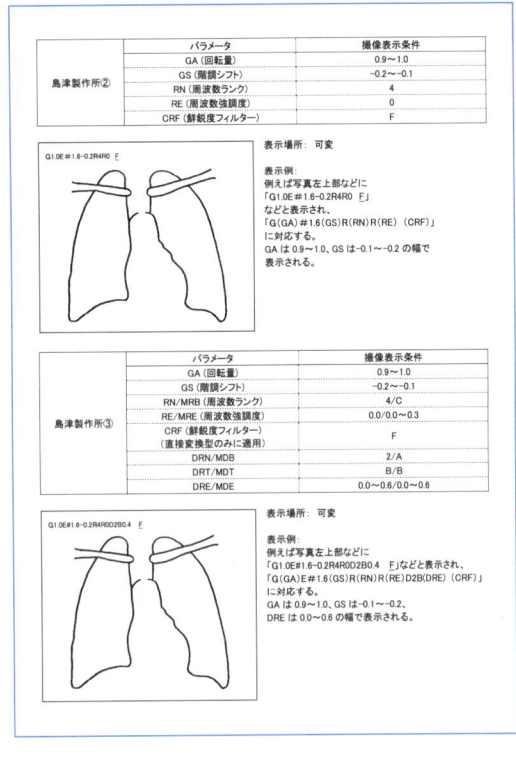

表示場所: 可変
表示例：
例えば写真左上部などに
「G1.0E#1.6-0.2R4R0 F」
などと表示され、
「G(GA)#1.6(GS)R(RN)R(RE)（CRF）」
に対応する。
GA は 0.9～1.0、GS は -0.1～-0.2 の幅で
表示される。

| | パラメータ | 撮像表示条件 |
|---|---|---|
| 島津製作所③ | GA (回転量) | 0.9～1.0 |
| | GS (階調シフト) | -0.2～-0.1 |
| | RN/MRB (周波数ランク) | 4/C |
| | RE/MRE (周波数強調度) | 0.0/0.0～0.3 |
| | CRF (鮮鋭度フィルター)（直接変換型のみに適用） | F |
| | DRN/MDB | 2/A |
| | DRT/MDT | B/B |
| | DRE/MDE | 0.0～0.6/0.0～0.6 |

表示場所: 可変
表示例：
例えば写真左上部などに
「G1.0E#1.6-0.2R4R0D2B0.4 F」などと表示され、
「G(GA)E#1.6(GS)R(RN)R(RE)D2B(DRE)（CRF）」
に対応する。
GA は 0.9～1.0、GS は -0.1～-0.2、
DRE は 0.0～0.6 の幅で表示される。

| | パラメータ | 撮像表示条件 |
|---|---|---|
| 島津製作所④ | Cont (回転量) | 25～28 |
| | Bright (階調シフト) | 2～9 |
| | IEB (周波数ランク) | M2 |
| | IEE (周波数強調度) | 0～30 |
| | DCB | L |
| | DCT | L2 |
| | DCE | 0～60 |

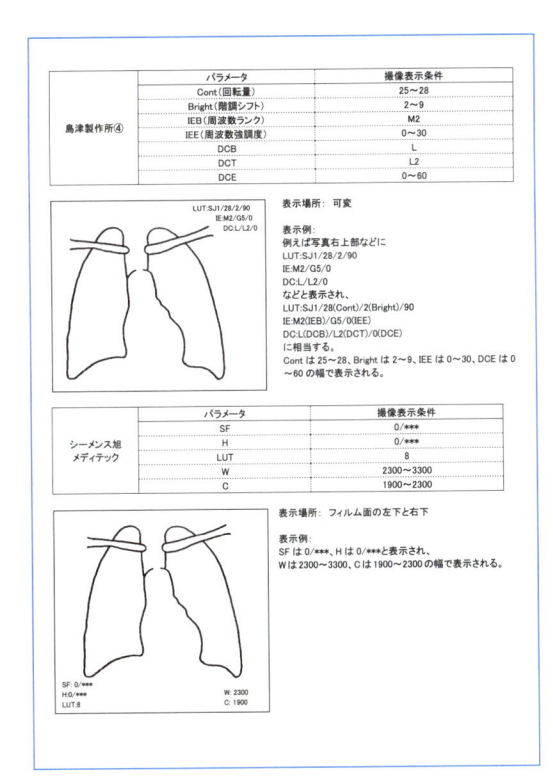

表示場所: 可変
表示例：
例えば写真右上部などに
LUT:SJ1/28/2/90
IE:M2/G5/0
DC:L/L2/0
などと表示され、
LUT:SJ1/28(Cont)/2(Bright)/90
IE:M2(IEB)/G5/0(IEE)
DC:L(DCB)/L2(DCT)/0(DCE)
に相当する。
Cont は 25～28、Bright は 2～9、IEE は 0～30、DCE は 0
～60 の幅で表示される。

| | パラメータ | 撮像表示条件 |
|---|---|---|
| シーメンス旭メディテック | SF | 0/*** |
| | H | 0/*** |
| | LUT | 8 |
| | W | 2300～3300 |
| | C | 1900～2300 |

表示場所: フィルム面の左下と右下
表示例：
SF は 0/***、H は 0/***と表示され、
W は 2300～3300、C は 1900～2300 の幅で表示される。

| | パラメータ | 撮像表示条件 |
|---|---|---|
| GE ヘルスケア・ジャパン① | Contrast (C) | 119～130 |
| | Brightness (B) | 152～157 |
| | Edge (E) | 1 |

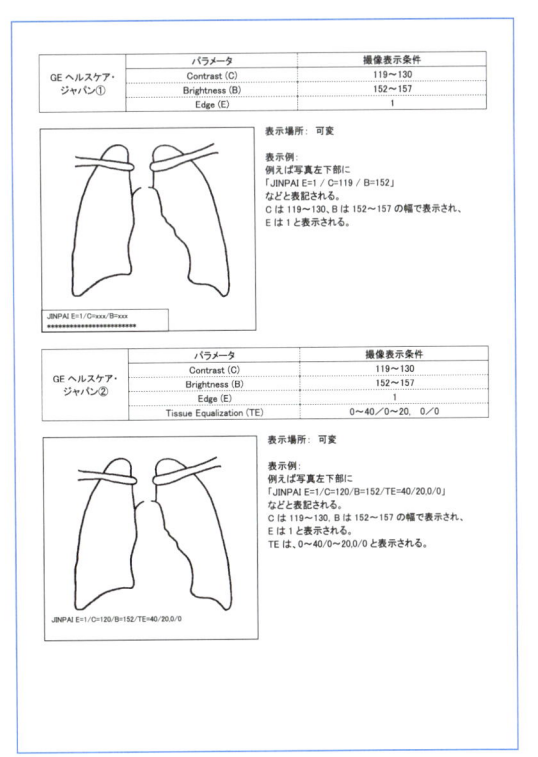

表示場所: 可変
表示例：
例えば写真左下部に
「JINPAI E=1／C=119／B=152」
などと表記される。
C は 119～130、B は 152～157 の幅で表示され、
E は 1 と表示される。

| | パラメータ | 撮像表示条件 |
|---|---|---|
| GE ヘルスケア・ジャパン② | Contrast (C) | 119～130 |
| | Brightness (B) | 152～157 |
| | Edge (E) | 1 |
| | Tissue Equalization (TE) | 0～40／0～20、0／0 |

表示場所: 可変
表示例：
例えば写真左下部に
「JINPAI E=1／C=120／B=152／TE=40,0/0」
などと表記される。
C は 119～130、B は 152～157 の幅で表示され、
E は 1 と表示される。
TE は、0～40/0～20,0/0 と表示される。

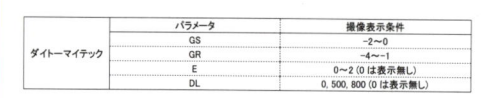

| | パラメータ | 撮像表示条件 |
|---|---|---|
| ダイトーマイテック | GS | -2〜0 |
| | GR | -4〜-1 |
| | E | 0〜2 (0 は表示無し) |
| | DL | 0, 500, 800 (0 は表示無し) |

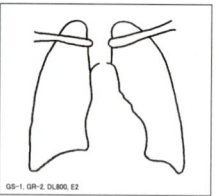

表示場所: 可変

表示例:
例えば写真左下部に
「GS-1, GR-2, DL800, E2」
などと表示される。
GS は-2〜0、GR は-4〜-1、
E は 1, 2 (0 は表示無し)、
DL は 500、800 (0 は表示無し) と表示される。

| | パラメータ | 撮像表示条件 |
|---|---|---|
| ティーアンドエス | S (シャープネス) | -1〜0 |
| | C (コントラスト) | 0 |
| | B (ブライトネス) | -1〜0 |

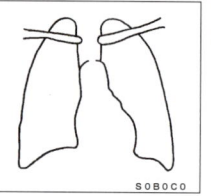

表示場所: 可変

表示例:
例えば右下に「S0C0B0」などと表示される。

| | パラメータ | 撮像表示条件 |
|---|---|---|
| 東芝メディカル システムズ | WL | 1800〜2400 |
| | WW | 1200〜2800 |
| | G | 07 |
| | D | 0 or AHOL0〜AHOL2 |
| | | (0 or HOL1〜HOL2) |
| | I (F) | 0 |
| | E | 00 |

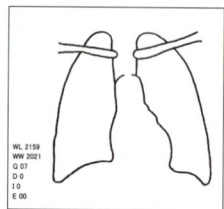

表示場所: 可変

表示例:
例えば写真左下部に
「WL2159, W2021, G07, DAHOL2, I0, E00」
などと表示される。
WL は 1800〜2400、WW は 1200〜2800 の幅で
表示され、
G は 07 と表示され、
D は 0 あるいは AHOL0〜AHOL2 の幅で表示され、
(バージョンにより 0 or HOL1〜HOL2 の幅で表示される)
I (バージョンにより F と表示される) は 0、
E は 00 と表示される。

| | パラメータ | 撮像表示条件 |
|---|---|---|
| 日立メディコ① | フィルター | 0〜3 |
| | マスクサイズ | 5 |
| | DRC | 0〜4 |
| | γ | 3 |
| | WL | 2100 |
| | WW | 3850 |

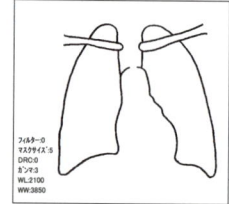

表示場所: 四隅のうちの1箇所

表示例:
フィルターは 0〜3 の幅で表示され、
マスクサイズは 5、DRC は 0〜4 の幅で表示され、
γ は 3、WLは 2100、WWは 3850 と表示される。

| | パラメータ | 撮像表示条件 |
|---|---|---|
| 日立メディコ② | 高-周波数 | 0〜6 |
| | 低-濃度 | 0〜7 |
| | WL | 1600〜2200 |
| | WW | 3500〜3900 |

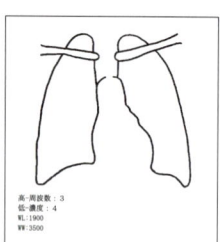

表示場所: 可変

表示例:
高-周波数は、0〜6 の幅で表示され、
低-濃度は、0〜7 の幅で表示され、
WL は、1600〜2200 の幅で表示され、
WW は、3500〜3900 の幅で表示される。

| | パラメータ | 撮像表示条件 |
|---|---|---|
| フィリップス エレクトロニクス ジャパン① | Density (D) | 15〜17 |
| | Gamma (G) | 40〜45 |
| | NC (N) | 00〜03 |
| | DCE | 00 |

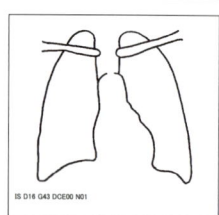

表示場所: 写真下部左

表示例:
例えば「IS D16 G43 DCE00 N01」などと表示される。
D は 15〜17、G は 40〜45、N は 00〜03 の幅で
表示され、DCE は 00 と表示される。

| | パラメータ | 撮像表示条件 |
|---|---|---|
| フィリップス エレクトロニクス ジャパン② | Density (D) | 15〜17 |
| | Gamma (G) | 40〜45 |
| | NC (N) | 00〜03 |
| | DC | 40〜45 (G と同じ値) |
| | CB | 10〜05 |

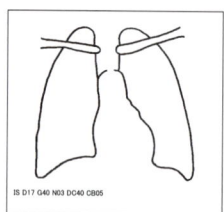

表示場所: 写真下部左

表示例:
例えば「IS D17 G40 N03 DC40 CB05」
などと表示される。
D は 15〜17、G は 40〜45、N は 00〜03、
DC は G と同じ値で 40〜45、
CB は 10〜05 の幅で表示される。

| | パラメータ | 撮像表示条件 |
|---|---|---|
| 富士フイルム① | GA (回転量) | 0.9〜1.0 |
| | GS (階調シフト) | -0.2〜-0.1 |
| | RN (周波数ランク) | 4 |
| | RE (周波数強調度) | 0 |
| | CRF (鮮鋭度フィルター) | F |
| | ※直接変換型のみに適用 | |

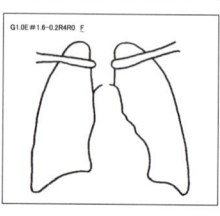

表示場所: 可変

表示例:
例えば写真左上部などに
「G1.0E#1.6-0.2R4R0 F」
などと表示される。
「G (GA) #1.6(GS)R(RN) R (RE) (CRF)」
に対応する。
GA は 0.9〜1.0、GS は -0.1〜-0.2 の幅で
表示される。

| パラメータ | | 撮像表示条件 |
|---|---|---|
| | GA（回転量） | 0.9～1.0 |
| | GS（階調シフト） | -0.2～-0.1 |
| | RN/MRB（周波数ランク） | 4/C |
| 富士フイルム② | RE/MRE（周波数強調度） | 0/0 |
| | CRF（鮮鋭度フィルター）<br>※直接変換型のみに適用 | F |
| | DRN/MDB | 2/A |
| | DRT/MDT | B/B |
| | DRE/MDE | 0.0～0.6/0.0～0.6 |

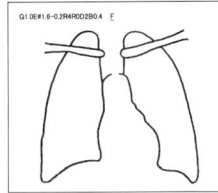

G1.0E#1.6-0.2R4R0D2B0.4　F

表示場所：可変

表示例：
例えば写真左上部などに
「G1.0E#1.6-0.2R4R0D2B0.4　F」などと表示され、
「G（GA）E#1.6（GS）R（RN）R（RE）D2B（DRE）（CRF）」
に対応する。
GA は 0.9～1.0、GS は -0.1～-0.2、
DRE は 0.0～0.6 の幅で表示される。

| パラメータ | | 撮像表示条件 |
|---|---|---|
| | GA（回転量） | 0.9～1.0 |
| | GS（階調シフト） | -0.2～-0.1 |
| | RN/MRB（周波数ランク） | 4/C |
| 富士フイルム③ | RE/MRE（周波数強調度） | 0.0～0.3 |
| | CRF（鮮鋭度フィルター）<br>※直接変換型のみに適用 | F |
| | DRN/MDB | 2/A |
| | DRT/MDT | B |
| | DRE/MDE | 0.0～0.6 |

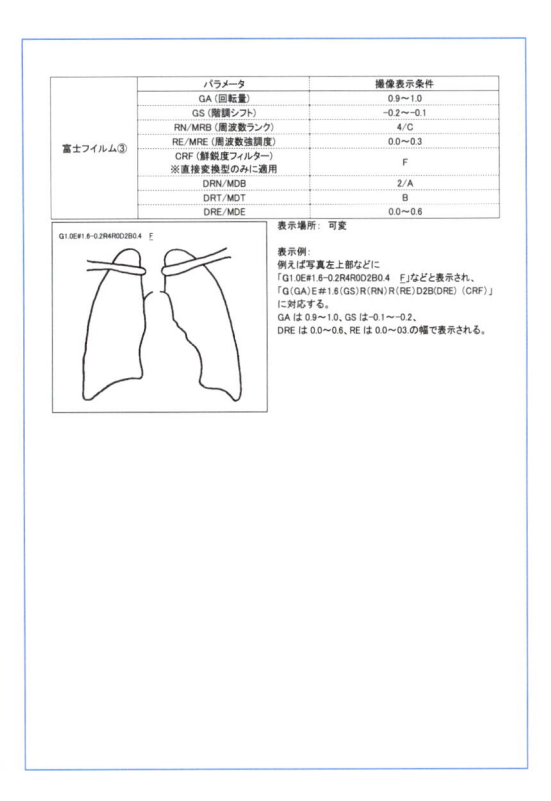

G1.0E#1.6-0.2R4R0D2B0.4　F

表示場所：可変

表示例：
例えば写真左上部などに
「G1.0E#1.6-0.2R4R0D2B0.4　F」などと表示され、
「G（GA）E#1.6（GS）R（RN）R（RE）D2B（DRE）（CRF）」
に対応する。
GA は 0.9～1.0、GS は -0.1～-0.2、
DRE は 0.0～0.6、RE は 0.0～03 の幅で表示される。

## ■ 編集委員

| | | |
|---|---|---|
| 大塚 義紀 | 労働者健康安全機構 北海道中央労災病院 院長 | |
| 宇佐美 郁治 | 労働者健康安全機構 旭労災病院 院長 | |
| 太田 千晴 | 豊川市民病院 呼吸器内科部長 | |

## ■ 執筆者一覧

| | |
|---|---|
| 宇佐美 郁治 | 労働者健康安全機構 旭労災病院 院長 |
| 太田 千晴 | 豊川市民病院 呼吸器内科部長 |
| 大塚 義紀 | 労働者健康安全機構 北海道中央労災病院 院長 |
| 加藤 宗博 | 労働者健康安全機構 旭労災病院 呼吸器内科主任部長 |
| 岸本 卓巳 | 労働者健康安全機構 岡山労災病院 アスベスト疾患研究・研修センター長 |
| 木村 清延 | 労働者健康安全機構 北海道中央労災病院 名誉院長 |
| 坂本 浩一 | 医療法人 木本内科 院長 |
| 藤本 伸一 | 労働者健康安全機構 岡山労災病院 呼吸器内科・腫瘍内科部長 |
| 水橋 啓一 | 労働者健康安全機構 富山労災病院 アスベスト疾患センター長 |
| 宮本 顕二 | 労働者健康安全機構 北海道中央労災病院 名誉院長 |
| 横山 多佳子 | 労働者健康安全機構 旭労災病院 呼吸器内科部長 |

(以上、五十音順)

(本書では、先生方に執筆して頂いた原稿に対して、重複を避け、全体の構成をわかりやすくするために、編集委員で内容の調整を行っております。そのため、各章毎での執筆者の記載は行わず、本全体として記載してあります。)

## 【 謝 辞 】

　本書付録CD-ROM所収の研修用スライド教材の作成に際しご指導いただきました北里大学名誉教授の相澤好治先生、またスライド教材の収録をご快諾くださいました元厚生労働省労働基準局主任中央じん肺診査医の前田光哉先生に心より御礼申し上げます。

How to 産業保健 ⑪

## よくわかる じん肺健康診断

| | |
|---|---|
| 2017年5月1日　初版発行 | 定価1,980円（本体1,800円＋税10%） |
| 2018年8月1日　第2刷発行 | |
| 2021年5月1日　第3刷発行 | |

編 著 者　労災病院じん肺研究グループ 編集委員会
編集発行人　及川　　桂
発 行 所　公益財団法人 産業医学振興財団
　　　　　　〒101-0048　東京都千代田区神田司町2-2-11新倉ビル3階
　　　　　　TEL 03-3525-8291　FAX 03-5209-1020
　　　　　　URL　https://www.zsisz.or.jp
印 刷 所　イー・エス・プリント
デ ザ イ ン　grab　等々力 嘉彦

ISBN978-4-915947-66-7　C2047　¥1800E
©労災病院じん肺研究グループ 編集委員会,2017
落丁・乱丁はお取り替え致します。

本書の全部または一部の複写・複製および磁気または光記録媒体への入力等を禁ず。